像我这样做妈妈

——月子饮食看这里

李融融　著

人民卫生出版社

图书在版编目（CIP）数据

像我这样做妈妈：月子饮食看这里 / 李融融著 . —北京：
人民卫生出版社，2017

ISBN 978-7-117-24728-3

Ⅰ.①像… Ⅱ.①李… Ⅲ.①产妇 – 饮食营养学
Ⅳ.①R153.1

中国版本图书馆 CIP 数据核字（2017）第 136417 号

| 人卫智网 | www.ipmph.com | 医学教育、学术、考试、健康，购书智慧智能综合服务平台 |
| 人卫官网 | www.pmph.com | 人卫官方资讯发布平台 |

像我这样做妈妈
——月子饮食看这里

著　　者：李融融
出版发行：人民卫生出版社（中继线 010-59780011）
地　　址：北京市朝阳区潘家园南里 19 号
邮　　编：100021
E - mail：pmph @ pmph.com
购书热线：010-59787592　010-59787584　010-65264830
印　　刷：北京画中画印刷有限公司
经　　销：新华书店
开　　本：710×1000　1/16　印张：15
字　　数：214 千字
版　　次：2017 年 7 月第 1 版　2017 年 7 月第 1 版第 1 次印刷
标准书号：ISBN 978-7-117-24728-3/R・24729
定　　价：49.00 元

打击盗版举报电话：010-59787491　E-mail：WQ @ pmph.com
（凡属印装质量问题请与本社市场营销中心联系退换）

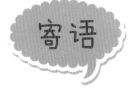

寄语

　　互联网+时代，手机获取信息，指尖改变生活。信息一再爆炸，品质良莠不齐。如今年轻父母更青睐精准、权威的资讯。太平洋亲子网以科学、专业的垂直领域优势，发力于移动阅读，一直以来坚持深耕内容，为中国父母提供高品质移动资讯。此次与人民卫生出版社合作，联合北京协和医院优秀专家李融融，将我们的月子食谱集结成册，从专业营养学角度出发，倾心原创，帮助产后妈妈解决"吃什么""怎么吃"的难题，让妈妈轻轻松松坐月子，健健康康复元气。

　　呵护妈妈，陪伴孩子，愿每一个家庭都拥有品质生活。

太平洋母婴事业群执行总经理

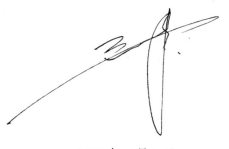

2017 年 6 月 1 日

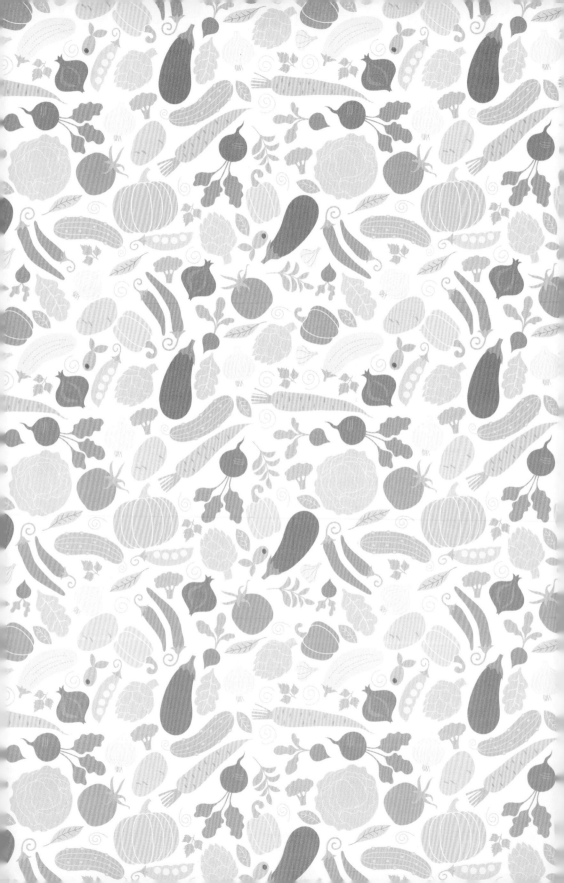

写在前面的话

经历十月怀胎和难忘的分娩过程，伴随着嘹亮的啼哭声小·天使呱呱坠地，让初为人母的妈妈沉浸在喜悦和幸福之中。尽管对宝宝的爱让妈妈暂时忘却了产后的疲惫，而之后的几个星期里，妈妈也将继续面对生理及心理的挑战。西方现代医学将产妇分娩后至全身各个系统（除乳腺外）逐渐恢复至孕前状态的这个时期，叫做产褥期，一般为 6 周。

在国内，老百姓将这一特殊生理时期内产妇逐渐进行身心恢复的过程称为"坐月子"。过去，人们对于坐月子的理解及保健指导多以老一辈人口口相传的形式进行，具有一定的地域风俗特征及仪式性，各种纷繁芜杂的保健观念、饮食宜忌说法良莠不齐，有的甚至自相矛盾，常常让妈妈们无所适从、纠结困惑。

本书以西方现代医学及临床营养学为基础，从一个妈妈和营养医生的角度，深入浅出，给妈妈们提供科学、合理、健康的月子饮食安排。

祝愿天下所有的妈妈和宝宝健康快乐平安！

李融融于北京协和医院

2017 年 6 月 10 日

目录

和新妈妈分享的私房话

产后第 1 天食谱推荐

产后第2天食谱推荐

产后1周内食谱推荐

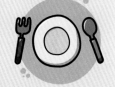

产后2~6周内食谱推荐

目录

需要减重的非哺乳妈妈的食谱推荐

🍓 月子期间膳食的总体方案

月子期间的妈妈面临着重要的调整身心的任务，一方面，要逐步补偿妊娠、分娩时所损耗的营养素储备，促进身体功能状态的恢复；另一方面，要当好"奶牛"，分泌乳汁，哺育宝宝。

包括月子期间在内的整个哺乳期，妈妈的营养需要都远远超过孕期。

出生后的婴儿将迎来生命中第一个生长发育的高峰期，出生3个月时体重可为出生时的2倍。妈妈（尤其是纯母乳喂养的妈妈）必须要供给宝宝足够的"口粮"，以满足其生长发育的需求。

纯母乳喂养的妈妈每日产乳量可高达800ml以上，为保证母乳的"质"和"量"，需要妈妈充足摄入高热量、高蛋白、富含维生素及矿物质的饮食。

月子期间，应在健康成人的均衡膳食基础之上根据妈妈授乳的生理特点及乳汁分泌的需要，合理安排膳食，保证充足的营养供给。

★ 选用碘盐，增加鱼、禽、蛋、瘦肉及其他海产品的摄入：哺乳期妈妈应在非哺乳正常女性进食的基础上每日增加总量约为100~150g的鱼、禽、蛋、瘦肉等优质蛋白的摄入。此外，大豆及其制品（如豆腐）也是优质蛋白质的来源之一，可适当补充。

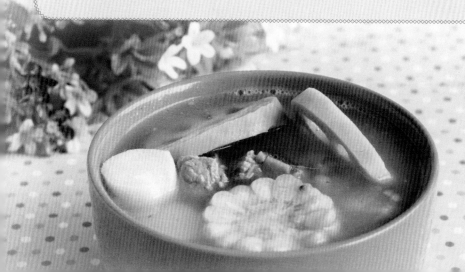

★ 适当增饮奶类、增加水分摄入：乳类是钙和蛋白质的优质来源，可以为妈妈当好"奶牛"提供良好的储备。充足的水分摄入有利于增加乳汁的分泌量，哺乳期妈妈应保证在产前正常摄入水分的基础上每日多增加500~1000ml水分的摄入。

★ 主食宜粗细搭配，避免过油、过甜、热量过高的食物，以免体重过度增加。

★ 饮食多样化，充足而不过量：月子期间应该为妈妈提供多样化的均衡膳食，主食、副食合理搭配，荤素适量。《中国居民膳食指南（2016版）》推荐，成人平均每天应摄入12种以上食物，每周25种以上。为了宝宝和自己的健康，在月子期间，妈妈更应该注重饮食的均衡、多样。

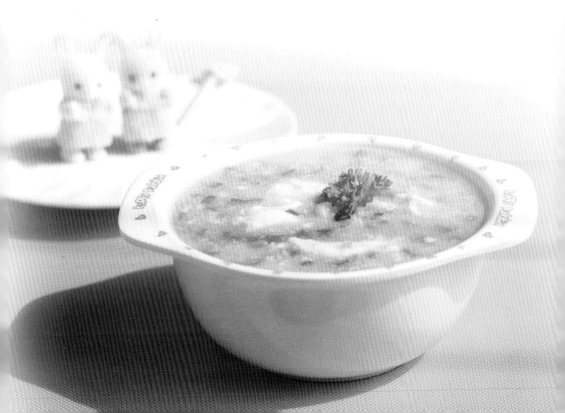

坐月子吃什么好

经常会有产后的妈妈问起，"坐月子吃什么好？"答案就是，什么都吃（当然是指健康食物）才好。

均衡、充足、全面的饮食安排才能提供妈妈及宝宝足够的营养。以一个标准体重50~60kg的乳母为例，平均情况下每天的膳食安排应大致符合以下要求，才能符合身体及哺乳的需求。

每日膳食安排（生重）：主食：200~250g（粗细搭配）；奶类：500ml以上；蛋：1~2个；肉类（含鱼、禽、畜类）：150~200g；蔬菜：500g；水果：200~400g；植物油：25~30g；盐：6g。

当然，这只是一个平均情况下的每日膳食量推荐，妈妈们大致符合即可，也无须过分纠结每日的定量。在不同情况下（如高脂血症、糖尿病、肥胖），需根据个体情况进行具体膳食调整。

食物多样均衡：每天的膳食应包括谷薯类、蔬菜水果类、畜禽鱼蛋奶类、大豆坚果类等，建议平均每天摄入12种以上食物，每周25种以上。

具体来说，谷类、薯类、杂豆类的食物品种数平均每天3种以上，每周5种以上；蔬菜、菌藻和水果类的食物品种数平均每天4种以上，每周10种以上；鱼、蛋、禽肉、畜肉类的食物品种数平均每天2种，每周5种以上。

主食多样，粗细搭配：谷类食物含有丰富的碳水化合物，是提供每日能量最重要的食物来源，也是提供B族维生素、矿物质、膳食纤维和蛋白质的重要食物来源。

谷类过度精加工可导致维生素、矿物质、膳食纤维的丢失，增加2型糖尿病、心血管疾病、结直肠癌等慢性非传染性疾病的发生风险。建议主食类食物中，富含维生素、矿物质及膳食纤维的全谷物、杂豆类、薯类应占据1/3以上，避免谷物过度精加工。适当增加杂粮/粗粮类主食的摄入也有助于调节体脂、血糖，帮助妈妈们产后减掉多余的脂肪。

充足摄入蔬果：新鲜蔬菜富含维生素、矿物质、膳食纤维和植物化学物（多酚类、萜类等），是β-胡萝卜素、维生素C、叶酸、钙、镁、钾的良好来源。花菜类蔬菜富含β-胡萝卜素、维生素C、维生素B₂、矿物质；十字花科蔬菜富含植物化合物，如异硫氰酸盐；菌藻类含有蛋白质、多糖、β-胡萝卜素、铁、锌、硒等矿物质；海产菌藻类还富含碘。

深色蔬菜，指深绿色、红色、橘红色、紫红色蔬菜，往往含有更加丰富的植物化学物，更具有营养优势。推荐每天摄入蔬菜500g，深色蔬菜占比应超过2/3。

水果中除含有丰富的维生素、膳食纤维之外，也含有较多的有机酸，有利于刺激人体消化腺分泌、促进食欲；此外，水果含有的黄酮类物质、芳香物质、香豆素等植物化学物也具有有益健康的生物活性。因此推荐水果每日平均摄入200~400g，果汁不能替代鲜果。

适量摄入鱼、禽、蛋、肉、大豆、奶类，保证蛋白质的充足摄入：哺乳期妈妈由于承担着哺育宝宝的任务，往往需要通过膳食满足蛋白质摄入的高需求。

《中国居民膳食营养素参考摄入量（2013版）》《中国居民膳食指南（2016版）》建议，哺乳期女性膳食蛋白质应在一般成年女性的基础上每天增加25g。优质蛋白质的食物来源包括鱼、禽、肉、蛋、奶、大豆类食物，哺乳期应增加进食。

奶类（包括酸奶）：可提供优质的蛋白质、钙、维生素。其蛋白质中的必需氨基酸比例符合人体需要，具有较高的生物利用效价。充足奶制品的摄入，也有利于补充水分。推荐充足摄入各类奶制品，相当于每天饮用液态奶500ml以上。

瘦肉、蛋、鱼、禽类：是良好的蛋白质、脂类、脂溶性维生素及其他矿物质的来源，海产鱼类更富含碘、n-3长链多不饱和脂肪酸（如DHA）等对宝宝有益的成分。

建议妈妈们应在非哺乳的正常进食状态基础上每日增加约100~150g动物性食品的摄入。哺育宝宝的情况下，妈妈的维生素A需要量也较一般成年女性增加600μgRAE，建议膳食中每周安排1~2次富含维生素A的动物肝脏50~100g。

动物性食品摄入不足的妈妈，千万别忽视了增加大豆及其制品的摄入。大豆含有丰富的蛋白质、不饱和脂肪酸、钙、钾、维生素E，其必需氨基酸的组成和比例与动物蛋白类似，且富含谷类蛋白缺乏的赖氨酸，也可以是优质蛋白质的补充。

此外，动物性食品在哺乳期应适当增量，但应避免过量，尤其是避免过度食用高胆固醇、高饱和脂肪酸的肥肉、动物油脂，这些会导致体脂增加，给身体带来额外的负担；此外，烟熏和腌制肉类在制作过程中易遭受多环芳烃类和甲醛等多种有害物质的污染，过多摄入可增加肿瘤的发生风险，也应当少吃或不吃。

适量摄入坚果：坚果富含矿物质、维生素、蛋白质及有益的脂肪酸，但摄入过多易导致能量摄入过剩，增加产后体重滞留、肥胖/超重的风险。推荐平均摄入豆制品及坚果25~35g/日（其中坚果建议摄入平均50~70g/周，或10~20g/日（相当于每日摄入核桃2~3个，或板栗4~5个，或带壳葵花瓜子1.5把）），首选未加工原味坚果。

清淡饮食，适当控油：烹调油和脂肪摄入过多是超重、肥胖发生的重要危险因素。为了产后能迅速恢复美美的身材，妈妈们应该尽量减少食用过多加工零食和油炸香脆食品，避免过多用油，推荐烹调油每日摄入量为25~30g（约为2~3小白瓷汤匙量）。

定量控制用油看似简单，但如果家里没有量杯，每餐3~4个菜，一大家子食用，要精确计量保证每人摄入要求范围内的油量还是有一定难度。一个简单的方法是尽量选择清淡的烹调方法，蒸、煮、炖、汆、凉拌等都是不错的选择，此外，吃到最后剩在碗里的油尽量避免食用。从这个道理来说，盖浇饭这类的饮食会将混有油脂的菜汁浇到米饭上，对于想控油减重的产后妈妈就不是一个理想的选择。

控制调味品的摄入：产后妈妈往往体内潴留了过多的水分，如果大量摄入盐分，可能会增加水分的滞留，加重水肿，增加肾脏负担，甚至升高血压。因此，按照世界卫生组织（WHO）的推荐，建议每天食盐摄入量不超过6g（即一个啤酒瓶盖大小的盐量）。

除此之外，含盐的酱油、生抽、蚝油等其他复合调味品中也含有盐分，需要适当减少。当然，盐分摄入过少也不利于健康，合理把握适宜的摄入量才是正道。

除此之外，哺乳的妈妈还应尽量减少进食味精，以避免其主要成分谷氨酸钠通过乳汁进入宝宝体内，影响宝宝对锌的吸收及利用，对生长发育造成不利的影响。

减少进食添加糖：添加糖，被美国农业部定义为在食品加工和制作过程中加入的糖和糖浆，包括白砂糖、蜂蜜、糖蜜、浓缩果汁中的糖、红糖、玉米糖浆、蔗糖、葡萄糖、高果糖糖浆等。

通俗来讲，所谓的添加糖主要存在于我们的各类甜食中，譬如甜饮料、碳酸饮料、加糖果汁、糖果、甜点等。由于添加糖是纯能量食物，过度摄入会在体内转化为脂肪，不利于产后体重恢复，对于本身存在血糖调控障碍或妊娠期糖尿病的妈妈，更会造成异常的血糖波动。

因此，建议控制添加糖的摄入量，每天摄入不超过50g，最好在25g以下（相当于5颗方糖）。对于有血糖控制需要的妈妈，则应完全避免食用添加糖或选用木糖醇等代糖食品。

总之，妈妈们需要适当控制各类香甜美食的摄入，勿进食过量甜食、甜味点心、甜饮料、糖果、冰淇淋等，它们都会成为产后体重增加的帮凶。

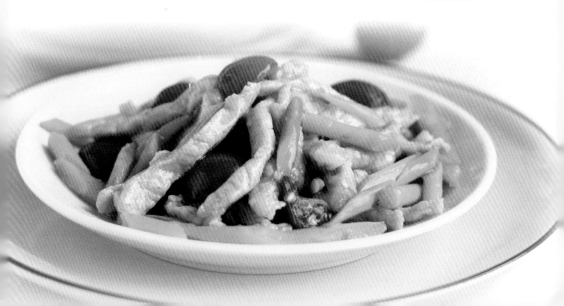

如何科学合理安排产后膳食

产后1~2天

经历了分娩的疲劳，妈妈们还处在比较虚弱的状态，食欲不振，胃肠道的功能也没有完全恢复，尤其是剖宫产的妈妈，由于麻醉、手术伤口、失血等原因，使肠道功能进一步减弱，应以清淡易消化的流质饮食为主（如米汤、米粥、蛋汤、菜汤、果汁等，没有胃肠胀气的妈妈可以增加牛奶或酸奶、豆浆、红糖水）。

饮食安排建议少食多餐，减少胃肠道负担，一日三餐外可增加02~3次加餐。随着食欲恢复，胃肠道不适好转，妈妈们可逐渐过渡为半流质饮食（面条、馄饨、稀饭、软烂的蔬菜肉类等）及普通饮食。

产后3~7天

满足充足、均衡、清淡的膳食摄入，主食、副食（蔬菜、蛋、禽、肉、鱼、豆制品、奶制品、水果）合理搭配。随着乳腺管通畅和顺利开奶，可以在均衡饮食的基础上进一步增加汤汁的补充。

产后2~6周

充足、均衡、清淡的膳食摄入，适当控制油脂，保证杂粮、蔬果、肉蛋类、奶制品、水分摄入，满足哺乳需要的同时适当减脂。

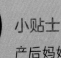 ### 小贴士

产后妈妈们应该多补充水分，应让宝宝早吸吮、勤吸吮，做适当的乳房热敷与乳房按摩，争取早开奶。

🍓 剖宫产与顺产妈妈膳食区别

一般情况下，剖宫产妈妈与顺产妈妈饮食的安排没有太大区别，但由于剖宫产手术会经历麻醉过程，在有些情况下也会由于手术本身或麻醉药物的应用影响正常的胃肠道蠕动，因此可根据情况延缓产后饮食的过渡。

目前剖宫产多选择硬膜外阻滞或蛛网膜下腔阻滞的麻醉方式，麻醉药物多可引起恶心、呕吐等胃肠道不适、抑制肠道蠕动而引起腹胀，此外，进行蛛网膜下腔阻滞的产妇术后尚需去枕平卧以避免低颅压头痛的出现、腹部手术伤口也会减少产妇的翻身活动以及胃肠道蠕动。因此，剖宫产后的妈妈饮食恢复需要循序渐进：

一般情况下，剖宫产术后6小时，如果妈妈恢复了正常排气，可逐渐开始进食清稀的清流质食物（如米汤、米粥、蛋汤、菜汤、果汁等）。但由于麻醉药物的作用，容易引起肠道胀气，妈妈应该在术后24小时内尽量避免胃肠排空较慢或易引起胀气的食物（如油腻的肉类、粗粮、薯类、大豆制品、奶制品、红糖）。注意，红糖虽被奉为产后补养的良品，但因其中95%的蔗糖成分在胃肠消化功能相对减弱的情况下可能被结肠细菌酵解产气而加重腹胀，在胃肠胀气不适的情况下应延后再用。

此后，如果没有其他医学禁忌或不适，剖宫产后的妈妈在术后24小时内就可以逐渐过渡为普通流质食物了（如稀粥、米汤、藕粉、羹类等）。

之后随着胃肠功能逐渐恢复、食欲好转，可调整为半流质食物（如稠粥、烂面条、馄饨、泡软的馒头或面包等），经过1~2天的过渡，就可以完全恢复普通膳食了。

与剖宫产妈妈相比，顺产妈妈产后1~2天只需选择较清淡、稀软、易消化的食物（面片、挂面、馄饨、煮烂的肉菜等）即可，常常可以更快地过渡为普通膳食。

当然，饮食的选择、过渡和避忌也非绝对，往往因人而异，只要胃肠道没有明显不适，都是可以按需安排的，妈妈们也无须纠结。譬如小米虽是粗粮，但许多产妇在剖宫产后不久就喝上了小米粥也没有不适。因此饮食的安排更需根据妈妈产后身体的状态来选择。

无论是剖宫产还是顺产，产后的膳食都应该循序渐进，根据胃肠道能接受的情况进行分阶段的安排。

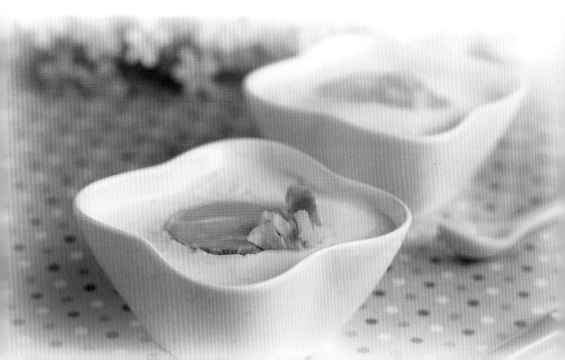

开奶大量喝汤对不对

大量喝汤要注意时机，若妈妈的乳腺管还未通畅，这只会造成胀奶的痛苦，甚至增加妈妈患乳腺炎的风险。顺利开奶的关键在于母婴早接触、宝宝早吸吮、勤吸吮、按需哺乳，这样既可刺激下丘脑泌乳素的产生，使乳腺泌乳，又可促进乳腺管的通畅。因此顺利开奶的情况下适当增加汤水摄入即可。

此外，许多妈妈青睐的"催乳汤"多为油腻的汤水，如鸡汤、猪蹄汤等，在产后消化系统功能未完全恢复的情况下，大量油脂的摄入易造成妈妈消化不良或腹泻；高脂肪摄入也会使得乳汁中的脂肪含量增加，容易造成宝宝消化不良、腹泻。

因此，煲汤的材料建议选择脂肪较低的肉类（如鱼类、瘦肉、去皮的禽类、瘦排骨等），也可选择清淡少油的汤水，如蛋花汤、豆腐汤、蔬菜汤等。

怎样喝汤才科学

哺乳妈妈每天多喝汤水有利于乳汁分泌是不错的，但汤水含大量水分，营养密度并不高，怎样喝汤才有利于营养的补充呢？

餐前喝太多汤水会占据大部分胃容量，稀释胃酸，影响餐时正常摄入主食、肉类及其消化、吸收过程，长时间如此会导致能量、蛋白质摄入的总量不足。

建议餐前如要进食汤类，不应超过200ml（约半碗至一碗汤），进食八九分饱感时再喝汤。

此外，汤中的营养成分远不及煲汤的材料（肉类），喝汤千万别忘了要吃肉以及汤中的其他固体成分。

11

哺乳妈妈如何选择海产

鱼类，尤其是海鱼，不只能提供优质蛋白质，其油脂成分中含有的多不饱和脂肪酸（如二十二碳六烯酸）对于促进宝宝神经系统和视网膜功能发育均有着重要的作用，可以说"妈妈多吃鱼，宝宝越聪明"是有一定的道理的。但也有人认为，海鱼可能受到汞等重金属的污染，会带来健康风险。

一般情况下，通过海鲜、贝类摄入的微量汞，远远低于食品安全标准规定的范围，多不会构成健康威胁。但对于孕妇及乳母，体内蓄积的汞会最终进入乳汁，可能影响宝宝的神经系统发育。

那如何为哺育宝宝的妈妈们选择海产呢？

海洋世界的食物链模式——大鱼吃小鱼、小鱼吃虾米，决定了寿命越长、等级越高、体型越大的鱼类，体内富集的重金属就越多。

美国食品药品监督管理局联合美国环境署关于孕期、哺乳期女性食用深海水产的指南（2009，2014）建议：孕妇和乳母应避免食用大型深海鱼，例如鲨鱼、梭子鱼、剑鱼、鲭鱼、大型金枪鱼、方头鱼等。因此，国人传统的珍馐"鱼翅（鲨鱼鱼鳍）"绝非妈妈们的安全食品。

指南推荐摄入含汞量相对较低的海产，包括近海捕捞，或位于食物链较低端的水产，如三文鱼、鳕鱼、鲶鱼、海鲈鱼、鲳鱼、虾等，每周可摄入200~300g鱼虾。指南对于淡水鱼类的摄入也有推荐，如果不确定淡水水体是否受到工业污染，则鱼类摄入限制在每周200g以内，并且一周内不宜再食用其他海鱼。

此外，欧美的专业营养学家也向孕期和哺乳期的妈妈推荐了可以安心享用的其他海产：黄花鱼、比目鱼、沙丁鱼、罗非鱼、鳟鱼、鲱鱼、平鱼、鲈鱼、蛤蜊、生蚝（牡蛎）、鱿鱼、小·龙虾（蝲蛄）、扇贝、养殖螃蟹等。

烹饪和食材的处理也要注意，可去除鱼头、鱼的腹部脂肪、内脏以减少积累的污染物（尤其对淡水鱼更适用）。由于部分海产和水产（如小·龙虾及贝类）体内可能带有寄生虫，所以切不可生吃，一定要煮熟后才能享用哦！

（北京协和医院神经外科杨远帆医生为本文共同作者）

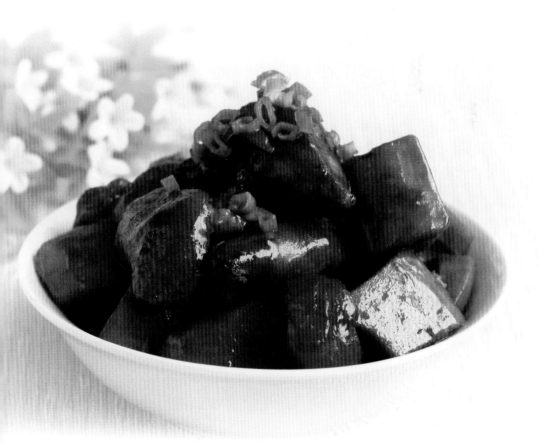

🍓 聊聊月子里的食物禁忌

大多数情况下，妈妈们无须有饮食的特别禁忌。很多的营养学家认为，妈妈接触不同的食物，可以使母乳呈现不同的味道，这对宝宝并非坏事。但这应该建立在适当规避不健康的食物这一前提之上。

食物可以通过乳汁直接对宝宝产生影响，例如，妈妈摄入含有红色或橙色人工色素的饮料会使乳汁的颜色也发生改变。

月子期间甚至整个哺乳期，妈妈都应该注意适当避免可能对妈妈和宝宝的健康造成不利影响的食物。

腌制及加工食品

包括咸菜、腌制及加工肉类（火腿、香肠、腌肉）、加工食品（蜜饯、果脯、膨化食品、添加人工色素的食品、饮料、果冻、奶茶、高温油炸食品）等。

腌制、熏制食物中除含有高饱和脂肪、高胆固醇外，更含有亚硝酸盐等致癌物质。同样，膨化食品中除了含高油脂、大量的添加剂，还含有丙烯酰胺等致癌物质。蜜饯、果脯、果冻等加工食品多含有多种化学合成的人工色素及重金属成分。高温油炸食品不止破坏了食物的营养成分，也往往含有滤油粉、消泡剂、抗氧化剂等会带来潜在安全风险的添加剂。这些有害成分的摄入会给妈妈和宝宝带来安全风险。各类加工食品多含有过量的钠，会增加妈妈罹患心血管疾病的风险，也会大大增加宝宝肾脏的负担。

酒精

我国有的地方有让产妇喝月子酒（黄酒）或用米酒烹调食物以催奶的传统。但即使酒液加入食物煮沸半小时，仍会有1/3的酒精残留。过量酒精摄入会抑制泌乳素的分泌。一次超过200ml红酒的饮酒量就会明显减少乳汁分泌。

此外，当妈妈一次饮酒量合计超过10g酒精时，如酒后哺乳，那宝宝也会"醉"了，会出现奶水摄入量减少、嗜睡、易出汗、肌肉力量软弱、兴奋躁动、过度镇静等异常表现。如长此以往，可导致宝宝动作发展、智力发育等方面的迟缓。

对此，《中国居民膳食指南（2016版）》明确推荐，乳母不应饮酒。美国儿科学会也明确建议：酒类并不会增加母乳分泌，反之，任何酒类的摄入都可能会减少泌乳（尤其酒精摄入每日在1g/kg体重以上者）以及婴儿的喝奶量；另一方面，酒精也会改变母乳的味道，让一部分婴儿拒绝喝奶。

任何情况下，哺乳的妈妈均应尽量避免饮酒或摄入含酒精的食物。如偶尔饮用，酒精一般在摄入后30~90分钟在血液和乳汁中达到高峰，此后血液中的酒精浓度随着机体代谢而逐渐下降，乳汁中酒精浓度也随之降低。因此应尽量在哺乳后再饮酒，或饮酒后3~4小时内避免哺乳。

醪糟及其制品（如酒酿圆子、酒酿鸡蛋）也是我国传统的月子食品。其是糯米发酵而得来，相较于其他酒类而言，人们认为醪糟酒精含量更低（酒精度数约为3%以下），但实际情况下其酒精含量常与发酵时间、程度、发酵品质等相关，发酵时间较长、较成熟的醪糟也可达到12%的酒精度数。哺乳的妈妈如果食用醪糟，建议尽量选择发酵时间较短（1~2天）、发酵程度较低者，勿过量食用。

含咖啡因的食品

如咖啡、茶、汽水、含咖啡因的软饮料、巧克力等。妈妈食物中的咖啡因也会随母乳的摄入而进入婴儿体内。研究发现，尽管进入孩子体内的咖啡因量极有限，但婴儿不能充分的排泄或代谢咖啡因，而可能导致失眠、烦躁等精神症状，也会对骨骼正常发育带来潜在风险。哺乳妈妈应避免食用含咖啡因的食物。

味精等调味品

味精的主要成分是谷氨酸钠，如妈妈大量食用味精，其中的谷氨酸钠成分也会经母乳被婴儿摄取。其可与婴儿体内的锌相作用，形成机体难以利用的谷氨酸锌经尿排出，从而导致宝宝缺锌。严重情况下可导致宝宝厌食、挑食，甚至出现异食癖，头发稀疏脱落，生长发育迟缓，影响智力发育。

此外，过度摄入谷氨酸钠也会影响宝宝的生殖系统发育，引起甲状腺激素及甲状旁腺激素的分泌减少，导致代谢异常、骨骼发育受阻。因此整个哺乳期妈妈都应尽量减少摄入味精。

除此之外，目前餐桌上的多种调味品，如酱油、蚝油、鸡精、蘑菇精等，多含有味精的主要成分——谷氨酸钠，过度摄入的情况下也会带来同样风险，因此均应注意减少摄入。

🍓 观察宝宝，规避敏感食物

婴儿，尤其6个月以内的宝宝，肠道发育尚不成熟，可能由于对食物不耐受而引起各种不适（湿疹、腹泻、腹胀、肠绞痛、烦躁哭闹不止）的表现。母乳是宝宝最易接受的天然食物，但少数情况下，由于母亲的饮食影响，有的敏感宝宝也会出现对母乳不耐受的表现。

当宝宝出现上述不适情况，在排除其他可能的原因之后，哺乳的妈妈们就需梳理平素的饮食，适当规避可疑的敏感食物。

乳制品

牛奶蛋白易引起过敏，经妈妈的肠道吸收后，少数可直接入血并进入乳汁，再经过哺乳进入宝宝肠道，在肠道黏膜未发育完全且较敏感的情况下，就可以引起宝宝肠绞痛、腹泻等各种消化系统症状。

如果怀疑宝宝的哭闹不适与妈妈喝牛奶有关，就应至少在10天至2周内停用乳类及其制品（包括食品标签说明包含乳清蛋白、酪蛋白的食物）。当然，此后妈妈也无须谈"乳"色变，如宝宝的症状完全消失，之后妈妈可少量谨慎恢复乳类的摄入，少量多次比一次大量摄入更能避免宝宝出现不适，首选发酵的乳制品（如奶酪、酸奶等），可以减少宝宝对母乳产生不耐受的几率。

辛辣食物

辛辣食物，如大蒜、辣椒等，可以使母乳的口味发生轻微改变，绝大多数情况下宝宝都能够很好适应。也有少数宝宝会出现抗拒、烦躁、哭闹的情况，这种情况下妈妈就需注意保持口味清淡了。

常见敏感食物：花生、蛋清、贝类、海鲜、麦麸、玉米、大豆、坚果、青椒、洋葱、十字花科的蔬菜（西蓝花、花椰菜、卷心菜、球芽甘蓝）。

人体对食物的敏感性因人而异，过敏也往往具有一定的遗传倾向。营养学家认为，上述这些成人中易见的敏感食物成分，有时通过妈妈进食后给宝宝哺乳的过程也会进入宝宝体内。

妈妈的饮食对宝宝的影响具有极大的个体差异，如果宝宝出现不适表现，妈妈应该了解自己、宝宝爸爸以及家庭成员的食物过敏情况，根据宝宝以往状况，鉴别并判断可疑的敏感食物，逐一停用数天，观察宝宝症状有无缓解。

但同时，妈妈也应注意，寻找引起孩子过敏的食物需要足够的耐心和细心，切忌盲目过度禁食，以避免出现营养素摄入不均衡甚至营养不足的情况。

此外，随着宝宝肠道黏膜屏障的逐渐完善，对于食物的耐受性也会逐渐提高。之前敏感的食物，妈妈也可逐渐恢复少量多次地适量进食。

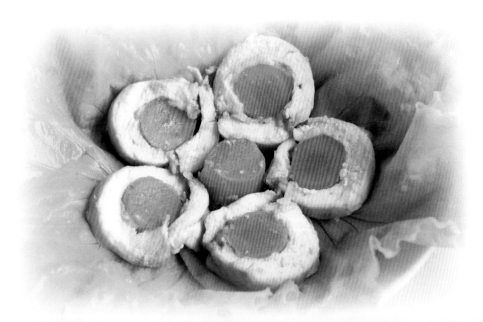

🍓 如何通过饮食"补气血"

产后贫血在我国非常常见，主要与产妇在分娩中失血有关，但也显著受到膳食情况、社会经济条件、文化背景等因素的影响。在发达地区，产后贫血的发生率接近10%，而在欠发达地区这一情况的发生率可超过50%。

铁是生成血红蛋白重要的原料，预防或治疗产后贫血，需要妈妈们在膳食中摄入充足的铁。

铁在膳食中的来源包括血红素铁及非血红素铁两种形式。非血红素铁基本由铁盐组成，存在于谷类、豆类、蔬菜、水果等植物性食物及乳类、蛋类中，其吸收率低于2%，并不是补铁的好选择。非血红素铁的吸收也易受到食物中的植酸盐、膳食纤维、部分蛋白质（如牛奶蛋白）等的干扰，形成难溶性的络合物，影响铁的吸收。因此，产后大量进食红糖鸡蛋、枸杞、大枣、红豆的妈妈要注意了，并非红色的食物就能"补血"。

相较而言，动物性食物中的血红素铁其吸收率可高达20%~30%，且吸收过程不易受饮食中其他因素的影响。血红素铁的主要来源是瘦肉、动物内脏（肝、肾）、鱼、禽类，它们既是良好的蛋白质来源，也为妈妈们提供了丰富优质的铁元素。一般情况下，推荐哺乳期的妈妈每日进食动物性食品（鱼、禽、畜类）150~200g（生重）。

如明确诊断贫血，还需在充足富铁膳食的基础上在医生的指导下补充铁剂。

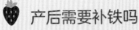 **产后需要补铁吗**

母乳的含铁量约为0.1mg/100ml，具有低铁的特点，产后健康状况良好的妈妈，即使哺乳，在健康饮食的基础上一般也不需要额外补铁。

那什么情况下需要补充铁剂呢？中华医学会围产医学分会建议，如女性孕期中（多在孕中晚期）即发现有缺铁性贫血，需接受孕期的铁剂治疗，至血红蛋白恢复正常后继续口服铁剂3~6个月或至产后 3个月；若产妇分娩后有产后大量出血的情况，或缺铁性贫血未在产前纠正，需在产后48 小时以内复查血红蛋白，如血红蛋白低于100g/L，产后需补充元素铁每日100~200mg，持续 3 个月，且需定期复查血红蛋白和血清铁蛋白。

也就是说，妈妈如果孕期即有缺铁性贫血（不论是否在产前纠正至正常），或在产后有较大量出血导致了贫血，均需在产后继续补充铁剂治疗。

一方面，在补充铁剂的同时，可补充维生素C以促进口服铁剂的吸收，此外应注意在膳食构成中充足进食富含维生素C的新鲜蔬果。

另一方面，谷类中的麸糠、核桃、花生中的植酸盐，茶、咖啡、可可中的多酚，以及牛奶、大豆中的蛋白质，却可能干扰口服铁剂在肠道的吸收。因此，摄入铁剂需与进食相隔1小时以上，以减少饮食对其吸收的影响。

产后需要补 DHA 吗

DHA，全称是二十二碳六烯酸，是脂肪酸家族的一员，属n-3长链多不饱和脂肪酸，是细胞膜的重要成分，富含于大脑和视网膜，与细胞膜流动性、渗透性、酶活性及信号转导等多种功能有关。

国内外多个研究均证实，DHA对胎儿及婴幼儿的早期大脑及视觉发育有关键作用。此外，还有利于改善婴儿免疫功能（减少食物过敏和IgE相关性湿疹发生风险）和睡眠模式。

在体内，DHA可通过α-亚麻酸合成，但转化率低。人体所需DHA主要通过膳食摄取，主要来源为富脂鱼类。其他来源还包括蛋黄、母乳、海藻等。

联合国粮农组织2010年报告明确指出，DHA是0~6月龄婴儿的条件必需脂肪酸，建议婴儿应达到每日DHA 100mg的适宜摄入量水平。欧洲食品安全局的推荐扩大了人群，认为24月龄以内的婴幼儿均应达到每日DHA 100mg的摄入水平。我国2013年发布的《中国居民营养素参考摄入量》在此基础上结合更多研究证据进一步推荐，36月龄以内的婴幼儿均应达到每日DHA 100mg的摄入水平。

如何让宝宝达到这样的健康摄入标准呢？中国孕产妇及婴幼儿补充DHA共识专家组2015年建议，纯母乳喂养的足月婴儿不需要额外补充DHA，但乳母每日摄入DHA不应少于200mg（摄入DHA上限为1g/d）。鼓励哺乳妈妈每周摄入鱼类2~3餐且有1餐以上为富脂海产鱼，每日食用鸡蛋1个来加强DHA摄入。

如果膳食摄入不足，妈妈们可考虑额外应用DHA补充剂补充。无法母乳喂养或母乳不足的情形下，婴儿须应用含DHA的配方乳粉，其中DHA含量应为总脂肪酸的0.2%~0.5%。

产后需要补钙吗

钙是构成骨骼和牙齿、维持正常生长发育及生命活动必需的矿物元素。不只在孕期，哺乳期的女性也需要大量的钙质摄入以满足产后泌乳、供应宝宝的需要。

出生6个月内的婴儿每日钙需要量约为200mg（约为正常成人每日摄入量的1/4），接受纯母乳喂养的宝宝，妈妈的乳汁（钙含量约为30mg/100ml）是供应钙的唯一或主要来源，妈妈为此每天通过乳汁为婴儿提供大约200~300mg的钙。6个月以上至1岁的婴儿，每日钙的需要量逐渐增加为250mg，由于辅食的添加，钙的来源更为多元化，但近1/2的钙仍必须由母乳提供。

高需求意味着高供给，如果哺乳期妈妈的饮食不能满足充足的钙摄入，体内钙缺乏的状态会调动一系列适应性反应，妈妈的骨骼和牙齿中的钙会被调动及输送至外周，以满足哺乳供给宝宝的需要和维持母体血钙的生理水平。同时，肠道也会被动员更加努力地吸收钙质以满足需要。但如果妈妈的钙供给显著不足且长期不能纠正，宝宝的钙营养状况就可能受到影响，且持续的骨钙丢失可能造成妈妈的骨量减少。

孕期或哺乳期女性出现小腿或手足抽筋常常是一个警示"钙不足"的信号，严重的情况下甚至可能出现骨软化或骨质疏松，给妈妈的健康带来不利的影响。

那合理的钙质摄入量应是多少呢？2013年《中国居民膳食营养素参考摄入量》推荐，孕中晚期以及哺乳期女性每日均应摄入钙元素1000mg。这个特殊生理生期的钙需求较之非孕期增长1/4。

	非孕期成人	早孕期	中孕期	晚孕期	哺乳期
钙摄入量（mg/d）	800	800	1000	1000	1000

想知道怎样达到充足摄入钙的要求？我们先来盘点一下钙的主要食物来源。乳类及其制品是膳食钙的最好来源，鲜乳钙含量约为100~120mg/100ml。其次，贝类、连骨小鱼、虾皮、豆类及豆制品、深绿色叶菜和菜花、芝麻、水果中的山楂，均可提供总量可观的钙质。但膳食中存在的其他因素会对钙的吸收利用产生影响。最常见的就是谷物或绿叶蔬菜中常见的草酸、植酸、膳食纤维等物质，会干扰钙的吸收过程。譬如苋菜、菠菜、空心菜虽含钙量较高，但因含较多的草酸，吸收率较低。相较植物性食物而言，乳类食品，包括鲜奶、酸奶以及奶酪等所含的钙有较高的吸收率，是优质的钙的来源。

那怎样的饮食安排才能满足每日摄入1000mg钙的要求？以下这张食物汇总表的示例会告诉我们，怎样把这个看得见摸不着的数字转化为餐桌上实实际际的食物。

食物及数量	含钙总量（mg）
牛奶 500ml	600
豆腐 150g	100
虾皮 5g	50
蛋 75g	50
小白菜 250g	150
鲫鱼 100g	50
合计	1000

因此，建议孕期和哺乳的妈妈每日的饮食应至少包括乳类500ml，适量的蛋类、鱼类、豆制品。必要的情况下，孕期和哺乳的女性可在医生的指导下根据膳食情况合理补充钙剂以充分满足生理需要。

产后需要补维生素 D 吗

补钙的同时也不能忘了维生素D，维生素D是调节及促进钙质吸收、利用最重要的营养素及激素之一。其在体内具有复杂的生理作用，它可增加胃肠道对钙、磷的吸收以维持血浆中的钙磷浓度稳定，还可同时促进婴幼儿生长、骨骼矿化、神经系统发育以及免疫功能的完善。

哺乳期妈妈充足的维生素D摄入，有助于保证宝宝的维生素D摄入，改善新生儿体内钙的营养状况。反之，维生素D摄入不足，可能增加宝宝罹患佝偻病的风险，也会对妈妈的骨健康状况带来不利的影响。因此，哺乳期合理补充维生素D也是非常重要的。

维生素D少部分来源于膳食（蘑菇、蛋黄、动物肝脏、深海鱼），但天然食物中维生素D含量低，一般情况下大部分人体的维生素D主要通过日光照射皮肤自身合成。

因此，为保证充足的维生素D，有色人种（包括我们黄种人）在夏季的日照充足时段可每日直晒18~42分钟，而冬季可直晒的时间可延至每日21分钟至4小时。然而，由于肤色、纬度、季节、环境以及人体利用度对于日晒的效果都会产生影响，因此必要时哺乳期妈妈应适当补充维生素D补充剂。

产后需要补叶酸吗

许多妈妈都会在孕期补充叶酸，那产后哺乳状态下还需要补充叶酸吗？

叶酸，是一种水溶性维生素，在核苷和氨基酸代谢中发挥重要作用。通俗来说，叶酸参与了细胞内遗传物质的合成以及蛋白质生产的过程，对于细胞分化及蛋白质合成非常重要，在快速新陈代谢的组织以及人体生理阶段（如婴儿期）是不可缺少的。

纯母乳喂养的新生宝宝全部依靠母乳获得叶酸成分。在哺乳期，从初乳到成熟乳，母乳中叶酸含量逐渐增高，甚至高于妈妈血浆中叶酸浓度。

哺乳妈妈的叶酸摄入需要量也比非妊娠、非哺乳状态下的女性增加25%以上，几乎接近在孕期的需要量。因此，在哺乳期继续摄入充足的叶酸是非常重要的。

2007年加拿大妇产科学会建议，有条件的女性可在产后继续服用包含叶酸400~1000μg在内的多种维生素补充剂至产后4~6周，如有哺乳需要，则这类维生素补充剂应持续服用至整个哺乳期。补充剂中的叶酸成分均为合成叶酸，其效价及生物利用度比天然食物来源的叶酸更高，中国营养学会建议合成叶酸补充每日不应超过1000μg的上限，必要时可查红细胞内叶酸以指导剂量调整。

那是不是说哺乳期的妈妈必须补充叶酸呢？也不一定。我国目前对于产后是否需要继续补充叶酸制剂没有明确的规定。

研究表明，母乳中包括叶酸在内的成分均有相对固定的含量。由于妈妈身体对于宝宝的天然保护机制和人体这一巨大的"缓冲池"的作用，乳腺细胞可以按照既定的程序生产乳汁而不太受到食物等环境因素的影响。因此，即使没有补充叶酸制剂，也不需过分担心供应宝宝的母乳会出现叶酸不足。

　　当然，叶酸广泛存在于蔬果、谷物、肉蛋、豆制品等各类新鲜食物中，哺乳妈妈的饮食一定要均衡、多样、充足，取食新鲜、避免过度烹调，以获取天然的叶酸成分。

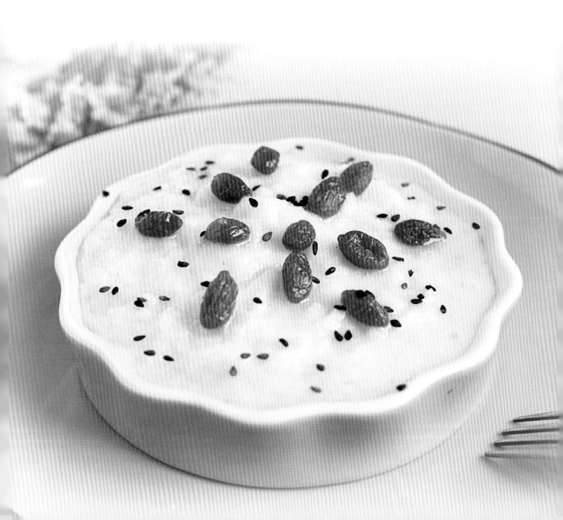

🍓 产后需要补碘吗

碘是合成甲状腺激素必需的矿物质元素，而甲状腺激素与生长激素具有协同作用，促进新陈代谢，是调控婴幼儿生长发育最为重要的激素之一。此外，胎儿期至生后2岁是生命早期脑发育的关键阶段，其间神经系统的发育依赖于甲状腺激素的存在。在这一重要时期，缺乏碘会造成不同程度的脑发育滞后，影响宝宝的智力状况，且这一发育障碍在关键期过后再补充碘或甲状腺激素也不可逆转。可以说，"补碘越充足，宝宝越聪明"。

对于纯母乳喂养的宝宝，充足的碘有赖于妈妈从食物中摄取后通过乳汁转给宝宝。那么，是否妈妈碘摄入得越多越好呢？答案是否定的，碘的过量摄入与妈妈发生自身免疫性甲状腺炎、甲状腺功能减退有关，甚至增加罹患乳头状甲状腺癌的风险。因此，适量摄入碘对于妈妈和宝宝的健康都很重要。

《中国居民膳食营养素参考摄入量（2013版）》建议，哺乳期女性的碘元素推荐摄入量为每日240μg，约为非怀孕、非哺乳情况下推荐量的2倍。目前我国居民主要获得碘的来源是碘盐和海产品。我国现行食盐强化碘量是（35±15）mg/kg，这一标准是基于世界卫生组织推荐的健康成人食盐摄入量（人均每日不超过6g）而确定的。中国营养学会（2016年）建议哺乳期妈妈应使用加碘盐，用量符合WHO推荐的健康标准，即每日6g（约合一个啤酒瓶盖大小的盐量），同时每周摄入1~2次富含碘的海产品（如海带、紫菜等海藻类），以满足哺乳期的碘需求。

那哺乳期的妈妈是否需要额外补充碘制剂呢？在我国，一般情况下通过制剂补充碘需要非常谨慎。这是由于实际情况下，我们吃盐的量常常远超WHO的建议量。大多数中式菜肴都具有"重口味"的特点，更别提咸菜、火腿、腊肉这一类盐渍腌制食品早已在中国深入人心。但随着高盐摄入，可带来过多的碘摄入。在这样的情况下，如果叠加补充含碘的制剂，就有碘摄入过量的风险。

　　因此，建议孕期、哺乳期妈妈口味清淡，按照健康的用盐标准使用加碘盐，适量补充海产来满足摄碘的要求，一般无须额外补充碘制剂。

　　由于欧美大多数国家并未强制进行人群加碘食盐的普及，因此国外孕期、哺乳期的多种维生素补充剂常常含有碘元素，如果妈妈们习惯在国外购买这类产品的话，需要仔细了解其成分，谨慎使用。

　　当然，也并非所有妈妈都需要增加碘摄入，部分特殊情况，如近期使用过碘油造影的妈妈可能处于高碘状态，需查血碘、尿碘等进一步明确碘营养状况，请医生进行个体指导。

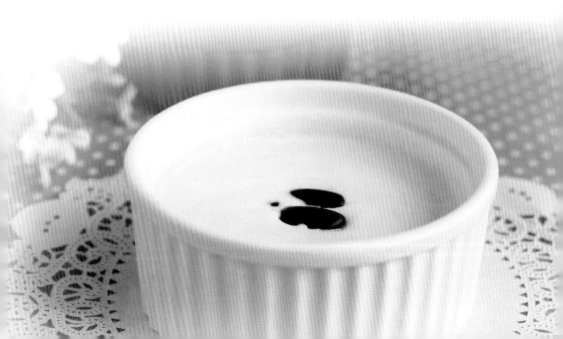

产后伤口未愈能吃"发物"吗

"发物"一说源于民间说法，将其描述为"富于营养或有刺激性的，容易诱发某些疾病（尤其是旧病宿疾）或加重已发疾病的食物"。民间多认为"发物"是羊肉、牛肉、鸡肉、鸡蛋及鱼类、虾类等海鲜。

事实上，多数关于"发物"的说法和疑虑并未得到现代医学的认可和证实。相反，多数所谓的"发物"是富含优质蛋白质的动物性食品，如果一味忌口，常常会影响饮食的均衡性，不利于产后的恢复。

血脂偏高，月子里能吃蛋黄吗

孕期随着身体的代谢负担增加，会出现生理性血脂升高，尤以孕中晚期为著，血清甘油三酯可升高至孕前的2~3倍，总胆固醇也可增加25%~50%。但随着宝宝的娩出，这一升高的血脂状态会逐渐恢复。

月子期间清淡饮食对于调整血脂状态、恢复体重非常重要，但也不必因此而完全不吃蛋黄。

鸡蛋是非常优质的蛋白质来源，也能够给月子里的妈妈提供丰富的矿物质和维生素。蛋黄部分虽含有胆固醇，但更含有丰富的蛋白质、卵磷脂、维生素A、维生素D，以及铁、磷、硫、钙等矿物质，其油脂成分中含有的多不饱和脂肪酸（如DHA）对于促进宝宝神经系统和视网膜功能发育有着重要的作用。因此，摄入蛋黄对于哺乳期的妈妈和宝宝的健康都是非常重要的。

建议月子期间每日摄入整蛋1~2个，并不会带来额外的代谢负担。相比蛋黄，高饱和脂肪的食物（肥肉、动物油脂、内脏等）对血脂的影响更大。因此，为了促进血脂恢复，整体把握饮食清淡与均衡即可。

坐月子每天吃几个鸡蛋好

很多产妇在月子期间每天吃五六个鸡蛋，这样真的好吗？凡事过犹不及，鸡蛋虽好，也要适量食用。过度地补充鸡蛋会带来过多蛋白质、胆固醇的摄入，进而增加身体的代谢负担，增加产后肥胖、超重的几率。

此外，一味地"补鸡蛋"，也会造成饮食单一，易忽视其他蛋白质类食物的摄入，造成营养不均衡。月子期间每日摄入整蛋1~2个足矣。

小贴士

适量补充鸡蛋，也要注意烹调方式哦！为避免过多摄入油脂，烹调鸡蛋的时候，建议多选择清蒸、炖煮等少油的烹调方式，蒸鸡蛋羹、白水煮蛋、蛋花汤等都是很好的选择。

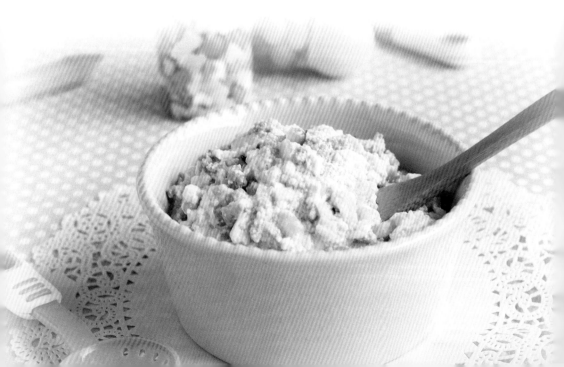

月子期间产妇能不能吃盐

产后饮食应以清淡为主，但新手妈妈们由于产后激素水平波动，常常有大量出汗的情况，且母乳中也需有一定量的钠元素。因此，完全不吃盐的妈妈会出现钠、氯元素不足的情况，甚至有可能影响宝宝的营养状况。当然，过量摄盐一样不利于妈妈和宝宝的健康。建议适量摄入食盐。

世界卫生组织关于盐摄入量的指南建议，成年人每天摄入钠应不超过2000mg，即不超过6克盐（约合1啤酒瓶盖的盐量）。这个标准同样适于坐月子的妈妈们。

 月子期间多喝水会发胖吗

月子期间产妇出现水肿是很常见的现象。多数情况下水肿存在于下肢，是由于孕期子宫压迫下肢静脉回流造成的水肿未完全消散所致。这种情况下往往随着自身排尿、出汗的调节，水肿会自行消退。

对于这种情况，建议清淡饮食，适当控盐（每日不超过1啤酒瓶盖的盐量），但不需限制喝水。反之，充足的水分摄入，是妈妈们顺利开奶，促进体内代谢废物排出的关键因素。

除了食盐之外，一些高钠饮食也会带来大量钠的摄入而加重水肿，妈妈们应注意避免摄入，如调料（5ml酱油相当于1g食盐的含钠量）、腌制食品（咸菜）、加工食品（火腿、香肠、水果罐头等）等。

若水肿的情况持续不缓解或加重，或伴随疼痛、皮肤颜色变化等情况，需及时就医诊治，明确有无血栓形成等其他临床情况。

喝汤比吃肉有营养，是这样吗

坐月子期间，家人都会选择给新手妈妈煲汤。对于哺乳的妈妈来说，摄入充足的水分非常重要，而多喝汤水就是一种不错的选择。但千万不能将喝汤水作为补充每日营养的主要方式。

如果光喝汤而不吃肉，会造成很大的营养损失，因为即使是长时间熬煮的汤水，也只有2%~15%的蛋白质成分留在汤中，剩下95%以上的蛋白质需要通过吃肉才能获得，钙、铁等矿物质元素也多为不溶于水的成分，很难进入汤中。肉汤的营养成分大致只有肉的1/10，因此，为了满足妈妈和宝宝的营养需要，喝汤，更要进食汤中的固体成分。

另外，肉汤往往存在较多的嘌呤成分及动物饱和脂肪。怕胖的妈妈可以考虑把浮油去掉再喝，有高尿酸血症的妈妈应该尽量选择清淡的蔬菜汤为主。

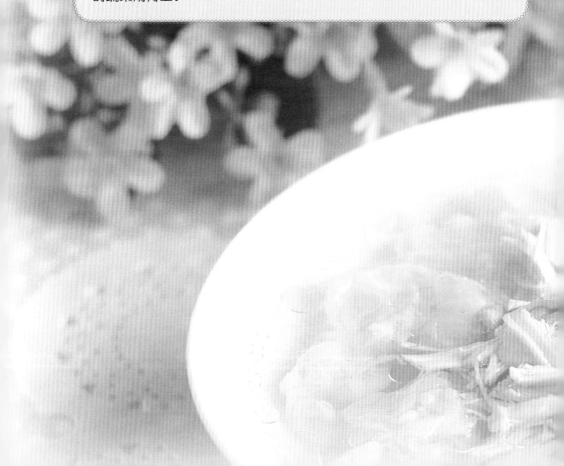

坐月子需要吃补品吗

坐月子的妈妈应该首先保证健康合理的日常饮食，这才是保证妈妈和宝宝健康的王道。充足均衡摄入谷物、蔬菜、肉、蛋、奶、豆制品带来的健康效应是燕窝、阿胶等补品不能替代或比拟的。甚至，从现代医学的观点来说，这些昂贵的补品往往并不具备和其身价相匹配的营养价值。

阿胶，被"神化"的水煮驴皮，其主要成分是部分水解和纯化的胶原蛋白，缺乏人体必需的色氨酸，从营养学上说，并非优质蛋白的来源。

作为"万能补品"的燕窝，成分单一，所含蛋白质几乎均为黏蛋白（燕子的口水），其中仅含有1种必需氨基酸和3种条件必需氨基酸，远远达不到人体所需的优质蛋白质的标准。燕窝中所含的矿物质成分也多为自然矿物渗透或是燕子筑巢带入的无机物，人体吸收率低，营养价值有限。

所以，妈妈们把一日三餐吃好足矣。有钱，也不能任性。

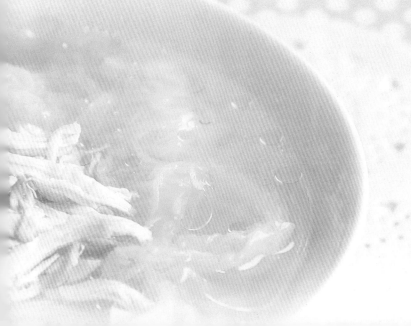

红糖水有滋补作用吗

红糖，又叫甘蔗成品糖，是指甘蔗汁加工后没有经过高度精炼的糖，几乎保留了蔗汁中的全部成分。红糖含95%左右的蔗糖，消化吸收快，甚至被誉为"东方巧克力"。因此，红糖水可在产后早期食用，主要作用在于为生产过程消耗大量体力的妈妈补充充足的碳水化合物及热量。

那红糖流传已久的"补血"作用有无根据呢？《中国食物成分表》显示，每100g红糖中含铁2.2mg，远远高于白砂糖，是糖类中的"高富帅"，几乎接近牛肉的铁含量。但铁的吸收利用不只受"量"，更受"质"的影响。红糖中的铁一般为非血红素铁，其在肠道内的吸收率低于2%，远远不及来自肉、鱼、禽类的血红素铁，后者的吸收率可达20%~30%。因此，要靠红糖水来补铁纠正贫血是靠不住的。

红糖的主要营养学价值只在于快速补充碳水化合物及热量，产后的妈妈适量进食的时候，也要注意保持口腔牙齿的清洁，避免产后龋齿。

红糖虽有益，但需适量用l

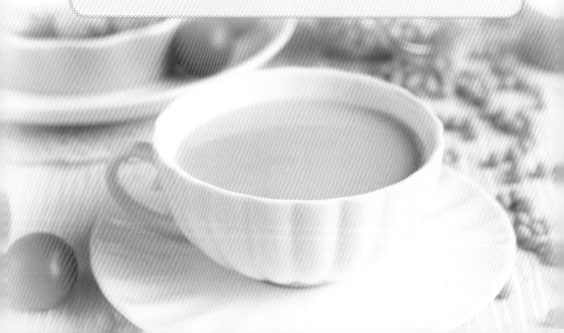

月子期间能吃水果吗

新鲜水果能提供丰富的维生素，月子期间适量进食能帮助新手妈妈饮食更均衡，营养摄入更全面。同时水果中丰富的膳食纤维有助于避免或缓解便秘。月子期间当然可以吃水果。

当然，凡事适度为宜，水果作为副食的一种，摄入量需与主食以及肉、蛋、奶、蔬菜等其他副食相协调，满足均衡的原则。《中国居民膳食指南（2016版）》建议成人可每天摄入200~350g新鲜水果（相当于1~2个中等大小的苹果），月子期间的妈妈也可参考这个标准。

 月子期间所有食物均需加热吗

新手妈妈在月子期间应该注意保暖，避免受凉，促进身体迅速恢复。温热的食物有利于增加胃部的血液循环，而温度明显低于体温的食物，特别是冰镇、冷冻过的食物，则会暂时性地使胃部血管收缩，减少血液循环，降低消化液的分泌和胃肠蠕动的速度。

产后初期如有腹胀、反酸、腹部不适，消化系统的功能尚未完全恢复，确实需尽量避免进冷食，但随着消化功能恢复如常，则无须过分在意食物是否温热，只要不冰牙即可。

当然，淀粉类食物做熟后一旦降温，淀粉颗粒就会发生黏度下降、硬度上升等变化，甚至会产生更多的不易被消化吸收的"抗性淀粉"；而含高饱和脂肪酸的动物油脂，如牛油、猪油，放凉之后呈现固态，消化速度减慢，都会增加消化道的负担，对于这类食物，还是建议在加热的状态下进食。水果只要在室温下即可食用，特意加热会造成维生素的损失、口感下降，并无必要。

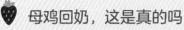

母鸡回奶，这是真的吗

相信很多人都听过这个说法"母鸡回奶而公鸡催奶"。这种说法的理由是，母鸡含有雌激素，可以对抗人体的泌乳素，使妈妈产奶减少，而公鸡含有的雄激素可以对抗雌激素，所以母乳喂养的妈妈应该吃公鸡肉或者喝用公鸡炖的汤水。

这种说法乍看起来还是有道理的，但事实究竟是什么样的呢？

人体大量注入有活性的动物雌激素或雄激素确实可能影响内分泌的状态，但请注意，一定是在注入"大量""有活性"的激素这一前提之下才能发挥上述作用。

正常情况下，鸡的体重仅为人类体重的几十分之一，其激素总量较之人体激素水平而言也是很低的。去除血液、内脏后的鸡肉经过高温烹饪一段时间，进一步去除了大部分的激素成分，剩下的一点"漏网之鱼"随食物进食、经胃肠道吸收送入肝脏后又被进一步代谢灭活。最后摄入体内具有活性的激素成分少之又少，更不用提去影响人体的内分泌状态以及产奶的过程了。

因此，想依靠吃公鸡来催奶是做不到的，而担心吃了母鸡会回奶也是没有必要的。公鸡或母鸡，妈妈们愿意吃哪种就吃哪种。

想要顺利开奶还是要依靠均衡充足的膳食，多补充水分，按需让宝宝勤吸吮，规律充足的休息。

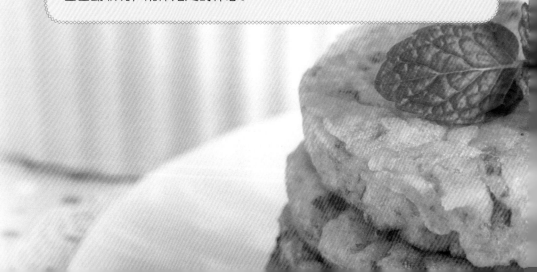

真的存在"回奶"的食物吗

提到可能"回奶"的食物，小区的阿姨、大妈们一定可以如数家珍地报出一大堆，"韭菜、茴香、芦笋、辣椒、苦瓜、大蒜、花椒、柿子、西瓜、山楂、螃蟹……"其中不乏平时餐桌上常见的食物，哺乳期的妈妈和朋友外出聚餐偶然吃到了所谓的"回奶"食物，一定是惶惶不安，担心奶水从此不够。也有的妈妈抱着"宁可信其有，不可信其无"的心态，把这些说法照单全收，累加出了长长的"黑名单"。

这些"回奶"食物真有这么强大可怕的作用吗？

事实上，大多数人们口口相传的"回奶杀器"都仅仅是普通的餐桌食物，目前尚无明确证据或机制能说明它们一定会影响乳汁的产生。

食物对乳汁分泌的抑制作用是非常不明确的，即使存在，常常也是通过影响妈妈的精神情感，比如增加焦虑、紧张的情绪而导致的。事实上，哺乳期的妈妈们完全可以充分的享用各类食物，无须担心它们对哺乳的影响。当然，这里所指的食物并不包括已经明确证实可以影响妈妈、宝宝健康的食物，如加工及腌制食品等。

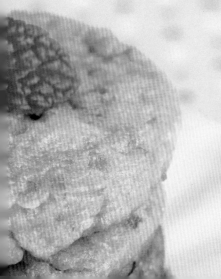

也有部分学者认为，某些含雌激素的食物（蜂王浆、雪蛤）可能因其含有的激素成分确实影响泌乳素的分泌，从而导致母乳产生减少。但在实际情况下，这些食物日常摄入量所包含的激素成分非常有限，经过胃肠道消化吸收的过程又会破坏一部分，真正吸收入血的活性激素成分与人体这个巨大的缓冲池相比，如同水滴入海，其对人体生理功能产生的影响也较为有限。

当然，即便这些食物对母乳的产生没有影响，我们也不推荐月子期的妈妈食用补品。

如果妈妈们对于"回奶"食物的神秘作用过于担心，当然也可以适当规避，但也要尽量避免各种禁忌影响到了日常膳食的均衡性多样性。毕竟，每天充足摄入包括谷薯类、蔬果类、禽畜鱼蛋奶类、大豆坚果类等常规健康食物才是正道！

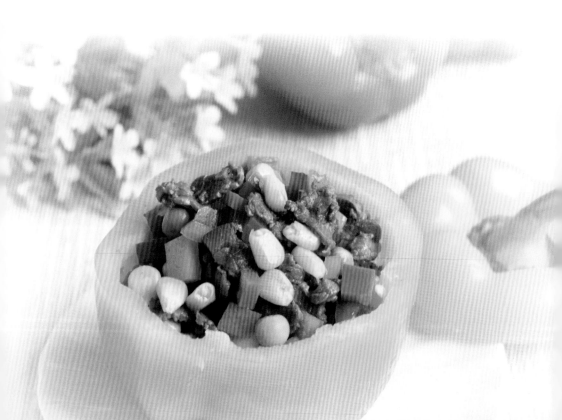

吃什么才能更"催奶"

和"回奶"食物一样，"催奶"食物的神秘作用也时常被妈妈们念叨，莴笋、鲫鱼、猪蹄、花生、木瓜、小米……相信没有几个哺乳期的妈妈没被填鸭过各类"催奶"食物。吃倒是吃了，这些食物催奶的作用，真有这么神奇吗？

事实上，目前尚无明确证据或机制能说明这些"催奶"食物能明显促进乳汁分泌。相信即使有，一定程度上也与这些食物对妈妈心理和情感的暗示相关。

饮食充足、均衡多样、多饮水是哺乳期合理营养的原则，达到这样的要求就已经为母乳喂养打好了饮食基础。

多数的"催奶"食物都是普通的健康食物，适当多吃也有益身体健康，但妈妈们切勿陷入过度追求"催奶"食品的焦虑中，毕竟成功实现母乳喂养和许多因素都有关。

 小贴士：如何成功实现母乳喂养

首先要树立信心，保持放松积极的心态、愉悦的心情，舒缓压力，保持情绪稳定，这些都是顺利开奶的重要环节。

当然，这个过程也绝少不了宝宝的作用。早开奶，按需喂养（包括夜间），让宝宝勤吸吮（24小时内至少10次），做到有效吸吮的方式（婴儿吸吮时含入乳头和乳晕的大部分，使得吸吮时能有效挤压乳窦、刺激乳头上的感觉神经末梢，促进泌乳反射），都有利于乳汁分泌。

此外，避免过度疲劳，适度休息，保证睡眠，配合得宜的饮食，绝大多数妈妈都能成功实现母乳喂养。

产后站立会导致脏器脱垂吗

常听老人说，坐月子期间需持续卧床，且不能用力，否则会出现子宫等脏器脱垂。这在过去有一定道理，由于老一辈的女性常常会经历多次经阴道分娩，在过去助产技术相对落后的情况下，容易损伤子宫和宫颈的支持韧带，如果再加上过度劳累（尤其是下蹲体位的劳动，如洗衣服等），就有可能使盆腔器官脱离正常位置，甚至脱出体外，如子宫脱垂、阴道脱垂、直肠脱垂等。

但现在国内大多数妈妈只生一或两个宝宝，助产医疗技术的进步也减少了分娩时导致的损伤，因此发生上述情况的风险已大大减低。

目前的观点认为，适当增加活动，利于恢复盆底肌肉、筋膜的紧张度；促进子宫复旧和恶露排出，本身就能避免盆腔器官脱垂；适当活动还可避免下肢深静脉血栓形成，促进膀胱功能的恢复，预防尿潴留；促进胃肠道蠕动，恢复食欲、减少便秘。

因此，产后不应亦无必要持续卧床，建议循序渐进，量力而行，逐渐增加活动。

如无其他医学禁忌，产后6~12小时，顺产妈妈即可在床上坐起、轻微活动；剖宫产妈妈也可尝试翻身活动及侧卧。产后12小时后，顺产妈妈即可尝试下地，在家人的帮助下自行上厕所，产后第2天可在室内随意活动及行走；剖宫产妈妈可适当推迟下地行走的时间至产后24~48小时。

当然，活动需适量，分娩后3个月内应避免久蹲、搬提重物等需要用力、增加腹压的重体力劳动。

🍓 月子期间能洗澡、洗头发吗

产后的妈妈应该及时享受热水澡！产褥期出汗较多，洗澡、洗头发能及时清洗污垢汗腻，避免细菌滋生，保持清洁干爽。妈妈舒心，宝宝也舒服，毕竟妈妈是和宝宝接触最密切的人，需要先搞好自己的卫生。

分娩并非洗澡的禁忌，产后体力恢复就可以洗，但必须为淋浴，禁止盆浴。剖宫产妈妈注意要在洗澡时用伤口敷贴保护好伤口，保持干燥清洁，避免水湿污染。

洗澡时注意将室温、水温调整至适宜水平，洗后要将头发擦干，注意保暖，防止着凉。

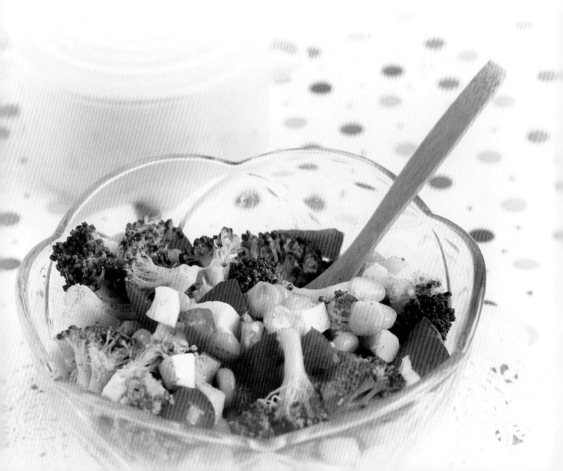

月子期间能刷牙吗

月子期间，应该刷牙，且必须刷牙。进食后，食物残渣会残留在牙齿间及牙与牙龈的缝隙间，短时间内就会滋生细菌。如果不能规律刷牙去除口腔内的污物、食物碎片和部分牙面菌斑，就有可能患上牙周病。

由于月子期间，很多产妇会吃较多红糖等甜食，这些食物在口腔中残留产酸、被细菌利用，也易于发生龋齿，也就是我们俗称的"虫牙"。

俗话说，"牙疼不是病，疼起来真要命"，口腔问题会大大影响妈妈的生活质量。因此，月子期间必须规律刷牙，维护好口腔健康。

有的老人认为，月子里的产妇牙齿是软的，甚至有的产后女性会有掉牙现象，因此忌讳刷牙。如果有这样的情况出现，多和钙与维生素D的摄入不足或缺乏有关。这样的妈妈需要求助于营养医生或内分泌医生，明确体内钙及维生素D的营养状况，合理饮食，充足补充钙及维生素D，预防或治疗妊娠哺乳相关的骨量减少或骨质疏松症。这种情况下可选刷毛柔软的牙刷刷牙，温水含漱，减少对口腔和牙齿的刺激。

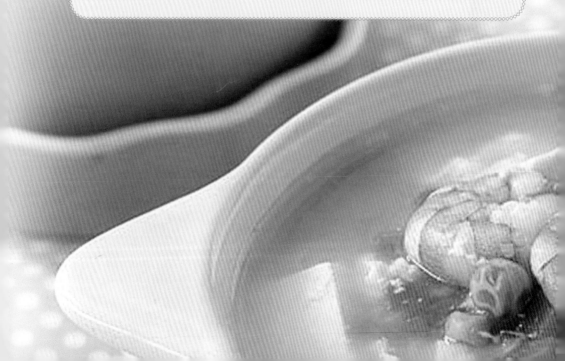

月子期间可以开窗通风吗

有些老人会把"坐月子"称为"捂月子"，意思是产妇不只要穿戴严实，门窗也要关得严严实实的。

其实，这也是坐月子的一大误区。定时开窗通风换气有助于室内空气的流通，清洁的环境和清新的空气对产妇和新生儿都非常重要。冬天气温低，流感多发，室内空气长时间不流通，会容易导致细菌、病毒的聚集，反而容易引起疾病。夏天高温，穿戴过于严实又不开窗通风换气，产妇很容易中暑。宝宝捂得过于严实也容易发生湿疹。

所以，无论是冬夏，房间都应经常通风，使室内空气新鲜，温度适宜。开窗时，妈妈和宝宝可以适度保暖，不要使风直吹到身上，或在开窗对流空气的时候到别的房间休息一会儿，等通风完毕再回来。

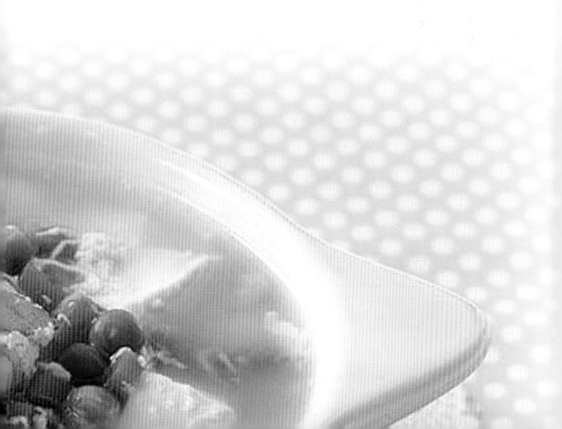

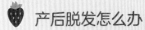 产后脱发怎么办

"产后没多久，原先一头浓密亮丽的黑发就开始脱落，每天一抓一大把"，脱发的烦恼在产后妈妈中非常常见。

产后脱发是由于孕期雌激素分泌增多，导致毛发更新缓慢，很多应在孕期正常脱落的头发没有脱落，一直保存到产后。产后，随着雌激素水平下降到正常，衰老的头发就纷纷脱落，而新生头发又没有迅速成长，造成大量脱发。

产后脱发是生理现象，随着时间的延长会逐渐减少，妈妈们需要做的就是放松心情，尽量保证充足休息，注意一些护发小窍门（如避免用力拉扯头发；使用吹风机时勿距离头皮过近或吹头发时不要把温度调得过高）。

饮食方面，尤要注意全面均衡，保证优质蛋白质（肉、蛋、奶、豆制品）的摄入，这是由于新发的生成缺少不了蛋白质的参与。

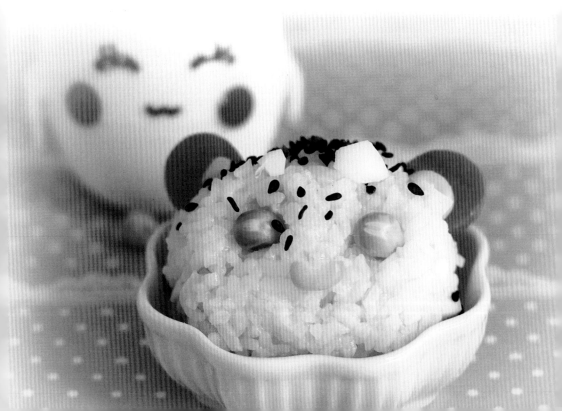

🍓 产后减重的饮食方案

俗话说，"一人吃两人饭"，为了当好一头"奶牛"，妈妈们自然是要在吃上狠下功夫，大鱼大肉少不了，汤汤水水不能停，这样的情况下怎么才能让肚子上的"游泳圈"能一点点缩小呢？

产后减重要适度——安全健康第一位

产后减重，不外乎做好两件事：在适宜的营养摄入的基础上安排健康的膳食结构，以及坚持适当的运动锻炼。减重是个持久战，一般情况下，6个月内体重下降5%~10%可视作理想的减重目标。

妈妈们产后大致需要9个月左右的时间才能恢复到孕前体重，而许多妈妈体重可能一直保持比孕前重2~3kg。为避免对哺乳产生影响，同时保证妈妈的健康，建议哺乳期间妈妈们的减重标准可为每月体重下降0.5~2kg。

充足摄入能量，合理饮食结构——饮食调整有技巧

哺乳是个消耗能量的活儿，以一个理想体重为60kg的乳母为例，每天需要摄入约2200千卡的能量，才能充分地满足哺乳的需要。这相当于每日摄入谷类（生重）200~250g，同时摄入充足均衡的肉（约150~200g）、蛋（1个）、奶（500~750ml）、豆制品、蔬菜（500g）、水果等副食。

那可以减少饮食摄入以消耗身体脂肪吗？可以，但摄入能量不足会带来哺乳失败的风险，同时导致妈妈的内环境平衡紊乱。包括月子期在内的整个哺乳期，妈妈都应该保证适量的饮食和热量摄入以满足产出乳汁并哺喂婴儿的生理需要，严禁过度节食。

在充足摄入营养总量的前提之下，须按照健康的原则安排膳食结构，有助于调整身体代谢状况及减脂控制体重。

谷物主食：是提供能量的主体，须适当定量摄入，除了常规的米面类主食外，别忘了含淀粉相对高的食物，如根茎类的土豆、萝卜、莲藕以及南瓜，淀粉类食品（粉丝、粉条、凉皮、藕粉等），以及含淀粉量较高的水果（如香蕉）也可视作主食。如果饮食中有上述食物的安排，那当天或当顿的米面主食可适当减量，保证全天主食不过量。

此外，建议全谷物食品、杂粮或粗粮应占据主食的1/3以上。这些主食可提供更为丰富的膳食纤维、多种维生素等营养成分，饱腹感强，可在一定程度有利于控制食量，且有益于调节血糖、血脂、减轻体重。

动物性食品：肉、蛋、奶需充足安排。为避免过度摄入油脂，肉类应尽量选择瘦肉，避免肥肉、肉皮、动物内脏的过多食用。

蔬菜类：需充足摄入，种类多样（每日4~5种），提高充足的维生素、膳食纤维摄入，既满足了妈妈和宝宝的营养需求，又有利于减脂、调节体重。

但注意，这里的蔬菜特指非淀粉类蔬菜，淀粉类菜品，如根茎类的土豆、山药、莲藕一类应视作主食来安排。

油脂：避免不健康的油脂，如来源于氢化植物油的反式脂肪酸（来源于烘焙点心、人造奶油等）。适当避免动物油（肥肉、动物油脂）的过量摄入。适当限制坚果摄入（不超过一把，每日约30g）。选择健康优质的油脂（橄榄油、亚麻籽油等植物油）作为烹调油，适当限量（每日25ml）。

有的妈妈说，一家五口人吃饭，每餐4~5个菜不等，要定量限制烹调油使用符合每人每天用油量不超过25ml真是不易，算不过来啊。在这里，妈妈们无须过分纠结于食物量的精确，饮食量从计量、摄入到吸收均会存在一定误差。少油清淡的饮食，首先需避免过多食用煎、炸、炒的菜式，避免在外就餐，饮食以蒸、煮、炖的清淡烹调方式为主，适量限量用油。

坚果：核桃、杏仁、松子……坚果中含有丰富的单不饱和脂肪酸及多不饱和脂肪酸，哺乳期妈妈通过摄入坚果，也能使宝宝通过母乳获得这些有益于大脑及视觉发育的成分。

《中国居民膳食指南（2016版）》及《中国居民膳食营养素参考摄入量（2013版）》均建议适量食用坚果有益健康，尤其孕妇乳母可适当增加摄入量。但另一方面，过量食用坚果，也会带来高量的油脂（坚果含油量40%~70%）以及热量的摄入，增加代谢负担及产后肥胖的发生机会，因此，坚果有益，但适量更重要。

目前国内尚缺乏具体的推荐摄入标准，部分文献建议可每日摄入30g左右的坚果，这是去皮去壳后坚果果仁的重量，相当于一小·把扁桃仁，或3~4个核桃。

生食坚果更健康，炒制的坚果会进一步增加油脂的摄入，同时焙炒加工过程也易带来防腐剂、人工色素等添加剂以及盐、糖等调味品的过量摄入，对妈妈和宝宝都会带来不健康的影响。

"全谷物"在国内还没有明确的定义。美国食品和药物管理局认为，全谷物指具有完整的或经过碾磨、压碎或压片的颖果，它们的主要组成成分包括胚乳、胚芽和麸皮，并且和原始颖果存在相似比例，这样的谷物制品被认为是全谷物食品。

通俗理解，全谷物就是指脱壳之后没有精制的粮食种子。中国全谷物理事会（2012年）认为，国内全谷物食品的可选范围包括稻米、小麦、玉米、小米、黑米、薏仁米、高粱、荞麦（甜荞、苦荞）、燕麦（莜麦）、大麦、糜子、黍子、籽粒苋、麻子等。

"五谷杂粮"之说最早现于春秋、战国时期，《论语·微子》就有"四体不勤，五谷不分"的说法。中国食品科学技术学会认为，"杂粮"通常是指水稻、小麦、玉米、大豆和薯类五大作物以外的粮豆作物，主要有高粱、荞麦（甜荞、苦荞）、燕麦（莜麦）、大麦、糜子、黍子、薏仁、籽粒苋以及菜豆（芸豆）、绿豆、小豆（红小豆、赤豆）、蚕豆、豌豆、豇豆、小扁豆（兵豆）、黑豆等。

通俗意义的"粗粮"，是相对我们平时吃的精米白面等"细粮"而言的，除谷类中的玉米、糙米、紫米、高粱、燕麦、芡实等以及各种干豆类（如黄豆、青豆、赤豆、绿豆等），也包括块茎类（红薯、紫薯、山药、芋头、马铃薯等）。

从上面的定义可看成，全谷物、粗粮、杂粮之间既有很大范围的交集，也有一定区别。大部分粗粮或杂粮都属于全谷物，而其中的杂豆类及富含膳食纤维的块茎类虽非"全谷物"，但也具有类似的优点，可以作为主食的选择之一。

🍓 产后减重如何运动

《中国居民膳食指南（2016版）》推荐，健康生活方式应包括减少久坐时间，坚持日常身体活动。每周至少进行5天中等强度的锻炼活动，累计150分钟以上。

在此基础上，推荐妈妈们保持每日中等强度活动40分钟至1小时。所谓中等强度，即指活动强度达到让人微微出汗，自觉心跳略加快的程度，相当于每日中等步速行走6000~10000步。但对于忙于照顾宝宝的妈妈们来说，运动有时是个奢侈品。因此更建议妈妈们利用每天的零碎时间保持适宜活动。散步、爬楼梯、做家务都可以视作活动的方式。

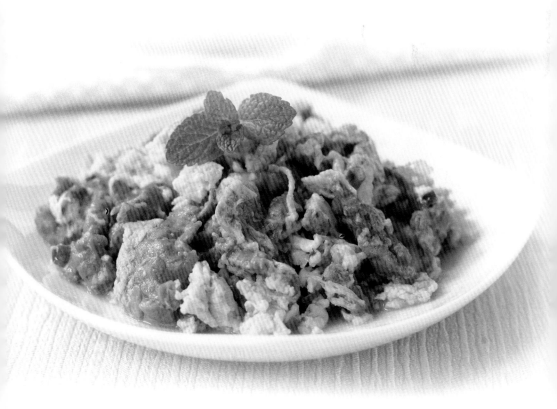

妊娠期糖尿病的膳食方案

妊娠期糖尿病多发生于孕中晚期，与人体代谢负担的增加有一定相关。大多数产妇在产后4~6周血糖会逐渐恢复正常。在月子期间，饮食的给予需要避免进一步增加人体血糖代谢的负担。

合理规划，不宜过度限制饮食

产后恢复需要适量充足的膳食摄入，尤其有哺乳需要的妈妈，和无血糖控制要求的妈妈一样，也需要充分的饮食支持，勿因控制血糖的考虑过度限制饮食，尤其鱼、禽、肉、蛋这类提供优质蛋白质的副食摄入应保质保量。

主食定量有要求

过量的摄食可能增加血糖调节的负担，因此适量适度最重要，尤其是淀粉为主的主食类食物，应定量摄入。再次以一个标准体重60kg的妈妈为例，如纯母乳喂养，在副食充足摄入的前提下，主食大致每日定量200~250g（生重）。

此外，主食结构健康也很重要，建议全谷物食品、杂粮或粗粮类应占据每日主食的1/2以上，同时副食中充足摄入蔬菜（每日500g），充足的膳食纤维摄入也有助于稳定血糖。

主食烹调亦勿过度精细，如过长时间烹煮熬制（如煮粥），可使主食成分中的淀粉颗粒糊化甚至胶化，在进食后经消化道迅速吸收而使血糖快速升高。

少食多餐，合理分配热量

少食多餐，规律进食，避免一餐过量进食引起的血糖波动。

50

饮食不用糖，适量选用甜味剂

对于孕期出现妊娠期糖尿病的妈妈，月子期也应尽量避免蔗糖以及添加其的甜食、甜饮料摄入，包括避免传统的月子食品——红糖。

适量选择无热量或低热量的人工甜味剂替代蔗糖满足妈妈们对甜味的需求。目前常用的甜味剂或代糖包括醇糖（如木糖醇、山梨醇、甜菊糖、海藻糖等）、果糖、阿斯巴甜等。虽然甜味剂对于血糖影响较小，但其在体内代谢也会有一定热量的释放，且添加其的食品（如木糖醇糕点）也多为碳水化合物类，如过多摄入一样会带来代谢的负担。此外，过度摄入甜味剂也会影响肠道菌群状态，引起腹泻、腹胀等不适。因此，甜味剂及其食品食用适量为宜。

水果选择有要求

对于血糖总体控制平稳的妈妈，水果并非禁忌，但选择进食有要求。

种类有要求：应选择含糖量及血糖生成指数均较低的水果，如猕猴桃、柚子、草莓、樱桃、苹果、梨、橘、桃、葡萄等。当然，也可以西红柿、黄瓜、生菜等蔬菜替代水果食用。

反之，含糖量或血糖生成指数较高的水果，如荔枝、菠萝、熟透的香蕉、红提等，以及干果类（葡萄干、蜜枣、桂圆、杏干、柿饼），则不宜食用。

定量有要求：控制水果量每日150~200g（大约合1个中等大的苹果）。如果是"水果控"的妈妈可以考虑混搭，"少量多种"摄入（譬如上午半个桃子+下午半个苹果）。

时间有要求：应避免水果摄入与正常餐食相隔过近加重血糖负荷，建议与正餐相隔1~2小时食用。如两次正餐之间（上午9~10点，下午3~4点），晚餐后1小时或睡前1小时，也可作为加餐在运动前后、空腹时摄入。

餐后散步走起来

餐后散步、适量活动对于控制餐后血糖有事半功倍的作用。建议餐后15~30分钟开始散步等活动，每次持续10分钟以上，有助于控制餐后血糖。全天总体活动时间应保持在40分钟以上。

规律监测很重要

妊娠期糖尿病的女性多数在产后4~6周血糖会逐渐恢复，但也有少部分妈妈会转成真正的糖尿病。因此，产后12周内仍需关注血糖变化，规律监测。

产后和孕期血糖控制的标准有区别，此时可以参考正常成人的血糖标准，即空腹血糖3.9~6.0mmol/L，餐后2小时血糖（即自进食第一口饭起计时2小时测得的血糖）<7.8mmol/L。当然，单次或数次的监测结果可能因饮食、监测方法等外界因素发生波动，即使未完全达标，妈妈们也不必太过纠结，更无须因此而过度限制饮食影响哺乳。重要的是及时将监测情况向医生反馈，调整治疗。产后6~12周必要时可完善口服葡萄糖耐量试验（OGTT）以明确或排除血糖代谢异常。

"月子病"可以饮食调理吗

所谓"月子病"，即月子期间特殊生理状况下出现的各种不适症状，这其实不是一种疾病，而是一个症候群的综合。

既然是"生理"性的，那就受饮食调理或外在干预的影响较小，而更多受妈妈体内激素作用的影响。但有的"月子病"症状，也是在向人们发出信号，饮食需要调整改善才更有利于月子期间的健康！

关节肌肉痛

关节肌肉症状在月子期间很常见，分娩后妈妈激素水平改变，使得肌肉、肌腱的弹性和力量下降，关节附近的韧带张力减弱，使关节变得松弛。

产后过早、过多的家务劳动或负重（如抱孩子），会加重关节、肌腱、韧带的负担，使手腕、手指、腰、膝、足跟等部位发生劳损性疼痛。随着产后激素水平逐渐恢复，妈妈们大可不必焦虑，只需注意休息、避免负重，安心等待这些症状自行消退。

但是，在钙摄入不足的情况下，"腰酸背痛腿抽筋"需要引起产后妈妈们的重视。在这种情况下，关节肌肉症状有可能与体内钙的不足相关。钙在妊娠期及哺乳期被妈妈大量需要以供应宝宝的骨骼牙齿发育、满足妈妈的生理需求。

月子期间至产后6月，纯母乳喂养的妈妈几乎完全通过乳汁供应宝宝需求的钙质（占每日妈妈需要量的1/5~1/4）。饮食钙摄入不足的妈妈会通过自身的骨钙动员调用骨骼及牙齿仓库中存储的钙质供应需要，但如果一直"入不敷出"，持续的骨量丢失就可能导致哺乳期骨软化或骨质疏松，引起骨关节肌肉的不适。

"钙的摄入不足"是相对于"钙充足摄入"而言的。《中国居民膳食营养素参考摄入量（2013版）》建议，中晚孕期的女性及乳母每日应摄入1000mg钙元素。这相当于每日膳食中保证500ml以上奶制品，适量鱼、肉、豆制品。充足的钙的摄入不只在月子期要强调，整个哺乳期都应该要做到。当然，膳食之外，必要时妈妈们也可在医生的指导下加服钙剂或维生素D获得补充。

泌尿系统感染

产后膀胱的平滑肌较为松弛，对尿液充盈不敏感，容易存留尿液而引起细菌繁殖，再加上分娩前后可能留置尿管，或产后恶露持续时间较长，没有注意好个人清洁卫生，都可能会导致泌尿系感染，出现膀胱炎或肾盂肾炎的表现。

文献统计，大约有5%的产后妈妈可能患上泌尿系感染。一旦发生了炎症感染，对于妈妈的康复会有不利的影响，而抗生素的使用也可能会影响哺乳。所以，产后泌尿系感染应尽量以预防为主，加强个人卫生，穿透气的棉质内裤。此外，"多饮水、勤排尿"是永不过时的六字箴言。产后妈妈应保证每天摄取3000ml以上的水分（或在正常摄入水分的基础上每日多增加1000ml水分的摄入量）。

水分的来源除了白开水，还包括蔬菜、水果、汤汁、牛奶等，妈妈们也无须过于纠结摄入水量的计算，多多补水总没错！

规律和完全的排空膀胱也很重要，分娩时会阴部的创伤引起的疼痛再巨大，千万记得咬咬牙多多排尿。如果已经发生泌尿系感染，妈妈除了应用抗生素等治疗外，多饮水、勤排尿更需保证。建议每4小时排尿一次，夜间也需起床排尿1~2次。

便秘、痔疮和肛裂

在分娩过程中盆腔压力增高、会阴部位损伤使肛门发生水肿疼痛，以及产后子宫复原使直肠受压消失、肠腔扩大，粪便滞留时间延长，都会使得产后妈妈可能要面对便秘、痔疮和肛裂的烦恼和尴尬。

妈妈们产后应该避免过于精细的饮食。过于精细的食物往往含膳食纤维较少，在肠腔内形成大便的容量较少，不能有效促进胃肠蠕动，粪便在肠道内停留时间过长，水分被过度吸收而进一步加重大便干燥、硬结和排便困难。因此，饮食宜粗细搭配，这样才有助通便。《中国居民膳食营养素参考摄入量（2013版）》建议，为满足适宜的膳食纤维摄入，鼓励妈妈们每日摄入的主食至少1/3为全谷物食物，蔬菜水果摄入至少达到500g以上。

除了饮食调整之外，产后早期下地活动（剖宫产的妈妈需视手术情况、插拔尿管的安排遵医嘱进行），也可促进肠道蠕动，帮助排便。

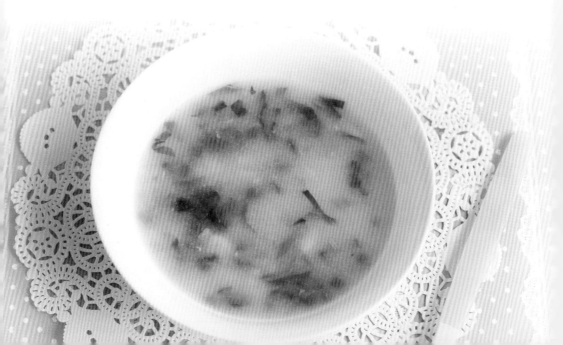

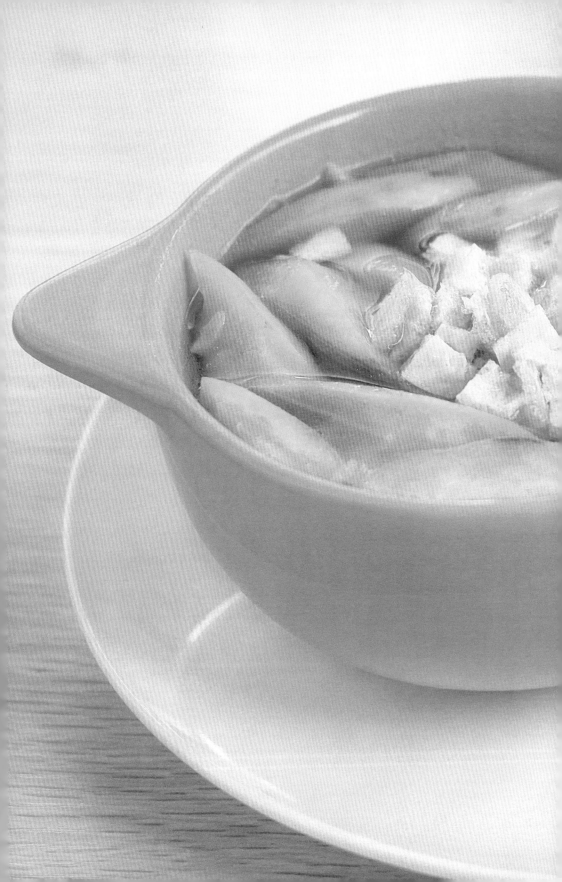

产后第1天食谱推荐

可以多以易消化的流质饮食安排为主，汤羹粥食类均是适宜的选择，可荤素搭配，保证蔬菜、鸡蛋、肉类、豆制品的搭配，口味宜清淡。

早餐	清新小·米糊
上午加餐	牛奶
午餐	大米粥
	肉圆白菜豆腐羹
	蛋花丝瓜汤
下午加餐	红糖姜汤
晚餐	山药小·米粥
	肉末鸡蛋羹
	菠菜鸭血汤
晚上加餐	酸奶

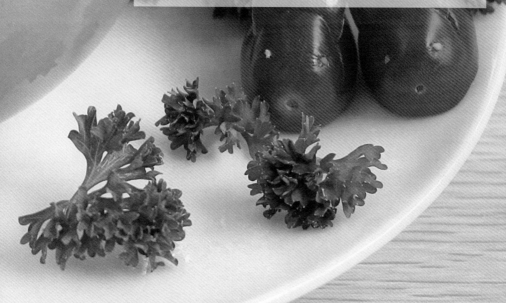

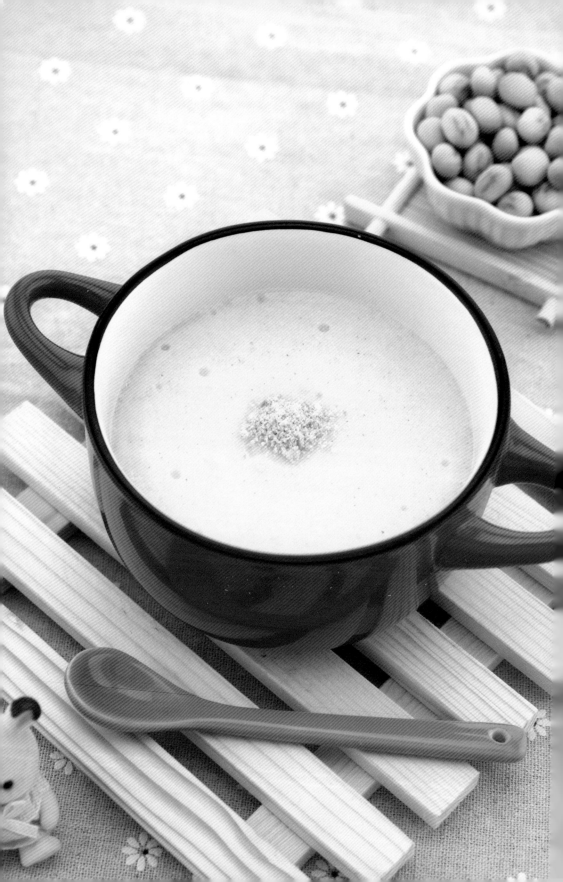

清新小米糊

材料

- 小米 10 克
- 水 150 毫升

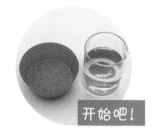

开始吧！

做法

1. 小米洗净后，略微浸泡。
2. 将小米倒入锅中，加入适量的清水，熬煮成小米粥。
3. 用搅拌机将小米粥搅打成细腻的米糊。
4. 将小米糊过滤勺，去掉米渣。
5. 取过滤后的小米糊盛入碗中即可。

营养师点评：米粒充分熬煮后淀粉充分糊化，消化吸收迅速，胃肠道通过时间较短，产后早期食用不易增加胃肠负担，不只妈妈，这也可以是宝宝添加辅食时的选择哦！

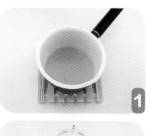

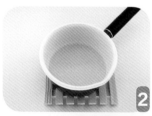

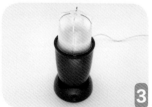

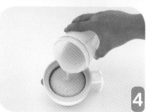

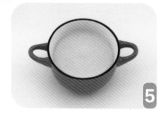

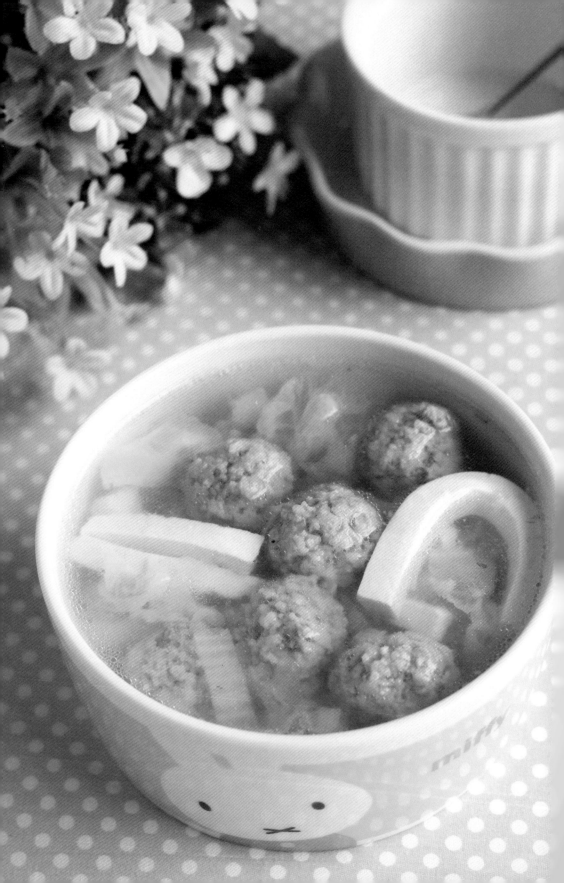

肉圆白菜豆腐羹

材料

- 豆腐半块
- 猪肉末 150 克
- 白菜 3 片
- 盐少许
- 植物油少许
- 淀粉少许

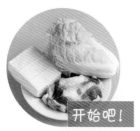

开始吧！

做法

1. 猪肉末加入少许淀粉抓匀。
2. 将猪肉末搓成肉圆，另取少许淀粉用水拌匀，备用。
3. 将豆腐和白菜洗净，切条。
4. 汤锅加水，调入植物油，烧开，放入豆腐条。
5. 水开再煮 5 分钟，加入白菜条和肉圆子，肉圆浮起、白菜软时，调入盐少许。
6. 用水淀粉勾薄芡后，即可盛入碗中。

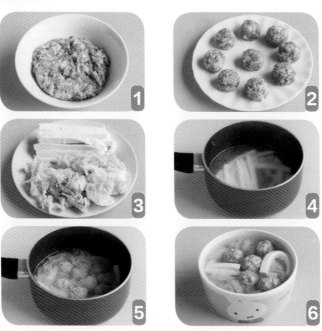

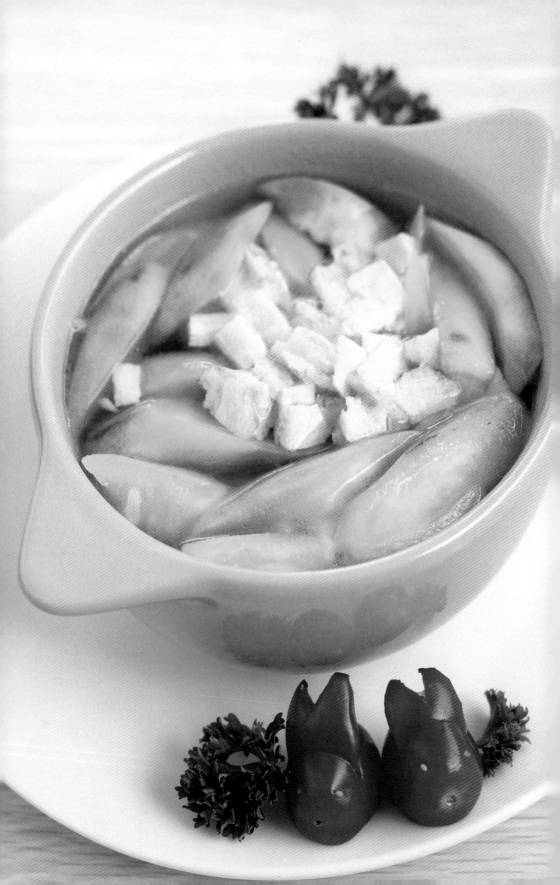

蛋花丝瓜汤

材料

- 丝瓜 1 根
- 鸡蛋 2 个
- 葱 1 棵
- 食用油少许
- 盐少许

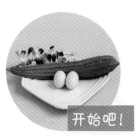

开始吧!

做法

1. 丝瓜去皮,切菱形块,葱切葱末。
2. 鸡蛋磕入碗中,加少许盐,搅打成蛋液。
3. 平底锅烧热,铺一层薄油,将蛋液摊成蛋饼,盛出切小块。
4. 热油锅,炒香葱末,倒入丝瓜块,翻炒。
5. 倒入淹没丝瓜的清水,丝瓜煮软后放入鸡蛋块,调入少许盐。
6. 煮开后即可盛出。

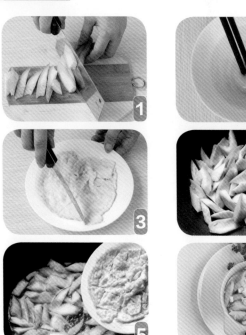

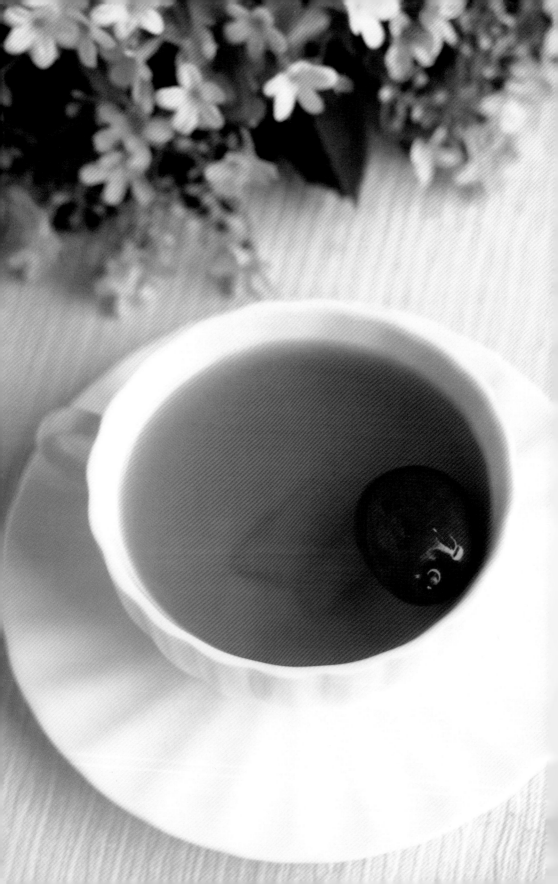

红糖姜汤

材料

- 红糖 50 克
- 姜 20 克
- 枣（干）15 克

做法

1. 将枣泡发后，清洗干净，放入锅中，倒入适量清水。

2. 调入红糖煮 20 分钟，再放入姜片。

3. 再煮 5 分钟即可盛入碗中。

营养师点评：红糖是可以快速消化吸收的碳水化合物，产后早期补充红糖水有利于妈妈快速补充能量。有明显胃肠胀气的妈妈须推迟食用。

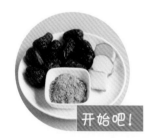

开始吧！

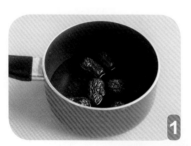

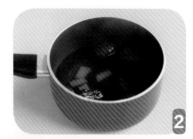

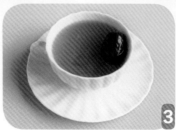

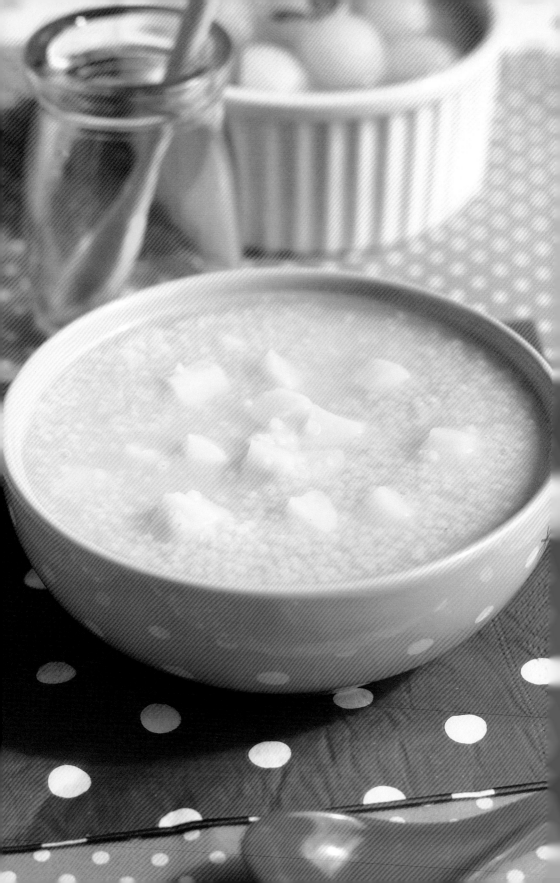

山药小米粥

 材料

- 山药 45 克
- 小米 50 克

 做法

1. 把山药去皮，切小块。

2. 小米清洗干净，按照小米：清水 =1 ：6 的比例加入清水，煮 5 分钟。

3. 向小米中加入山药，熬煮成软绵的山药小米粥。

4. 将煮好的粥盛入碗中即可。

营养师点评：山药及小米都属于富含膳食纤维的粗粮，含有丰富的 B 族维生素和铁，是传统的月子食品，充分熬制后易于消化吸收，其中的膳食纤维亦可促进胃肠蠕动。有明显消化不良、腹胀的妈妈可推迟食用，而首先选择更为稀薄的大米粥或米汤。

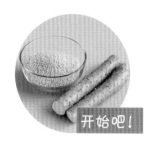

开始吧！

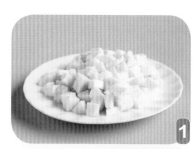

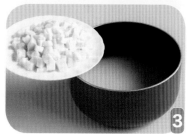

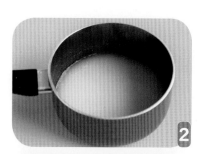

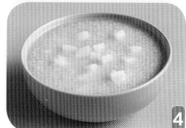

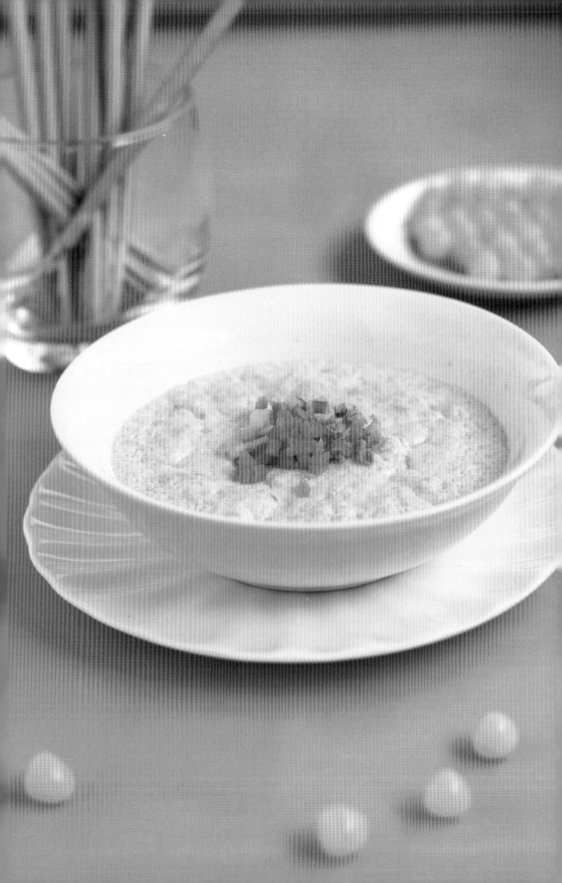

肉末鸡蛋羹

 材料

- 鸡蛋 1 个
- 猪肉 100 克
- 盐少许

 做法

1. 将猪肉剁成肉末。

2. 鸡蛋磕入肉末中，调入少许盐，搅拌均匀。

3. 将蛋液肉末放入蒸锅中，隔水蒸熟。

4. 将蒸好的肉末蛋羹取出，可用葱花或胡萝卜末点缀装饰。

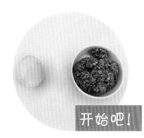

开始吧！

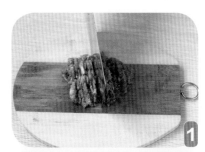

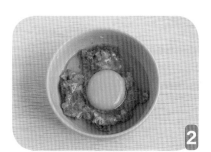

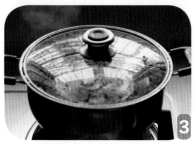

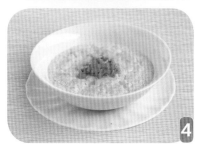

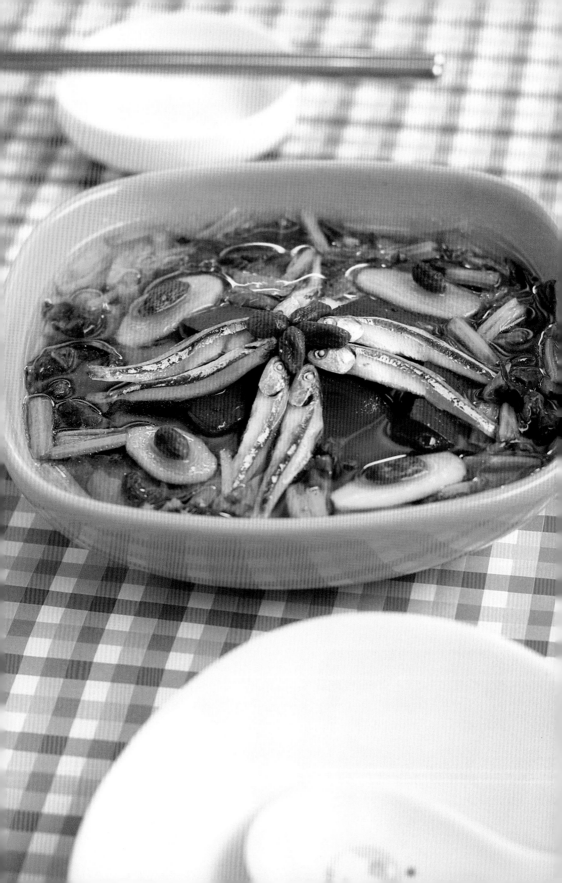

菠菜鸭血汤

材料

- 鸭血 250 克
- 菠菜 100 克
- 海燕鱼干 50 克
- 枸杞 20 克
- 姜 3 片
- 葱段适量
- 盐少许
- 食用油少许
- 胡椒粉少许

做法

1. 鸭血洗净，切片。
2. 鸭血片放入锅中煮熟。
3. 将煮好的鸭血片冲去浮沫，捞入碗中。
4. 锅中倒入清水，放入姜片、葱段、海燕鱼干，调入少许食用油，煮 15 分钟。
5. 放入鸭血片。
6. 放入枸杞。
7. 菠菜洗干净，掰段放入锅中煮熟。
8. 盛出即可食用。

营养师点评：鸭血等动物血除富含蛋白质、锌、B 族维生素等营养素外，也含有丰富的血红素铁，人体吸收率高，分娩后早期适量补充有助于补充铁元素。

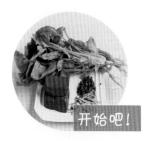

开始吧！

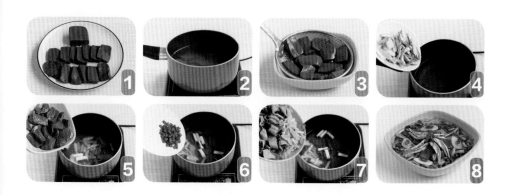

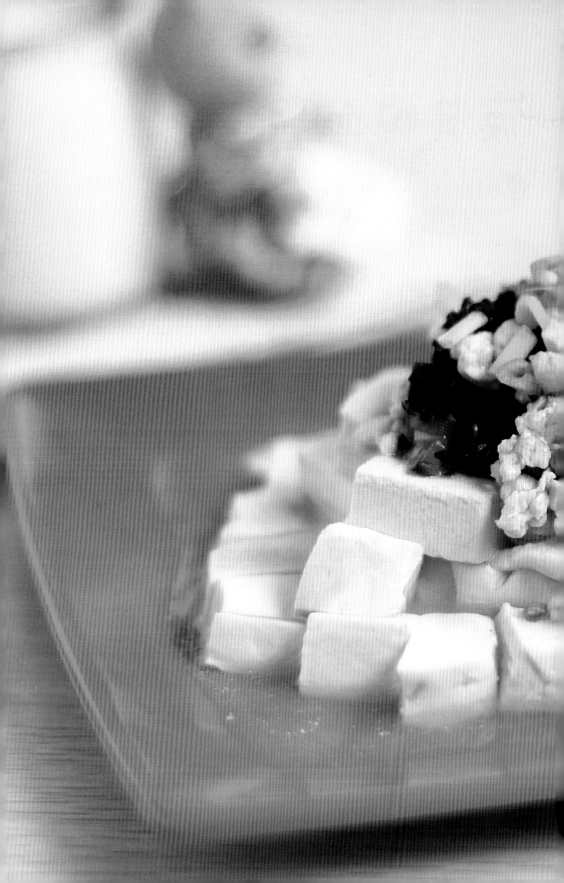

产后第 2 天食谱推荐

随着妈妈们胃肠道功能恢复，食欲好转，饮食可逐渐向馄饨、面条、疙瘩汤等半流质食物、软食过渡。每天的膳食安排仍要求蔬菜、肉类（含禽类、鱼类）、鸡蛋、豆制品均衡搭配。

早餐	花生紫米糊
上午加餐	牛奶
午餐	老北京疙瘩汤
	山药鱼片汤
	鸡汁南豆腐
下午加餐	红糖姜汤
晚餐	鲜虾小·馄饨
	鲜蘑冬瓜蛋汤
	鸡肝肉饼
晚上加餐	酸奶

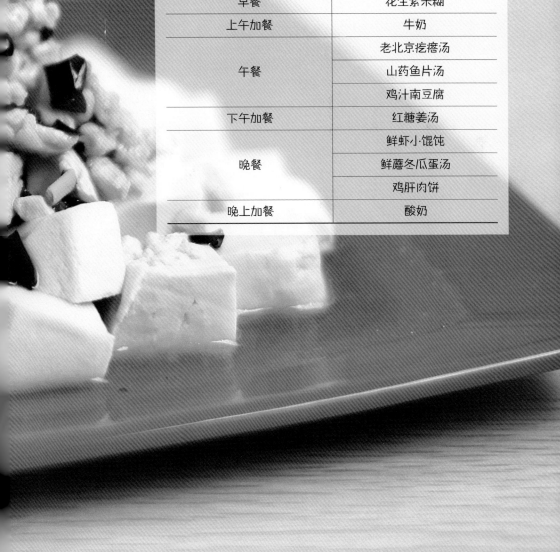

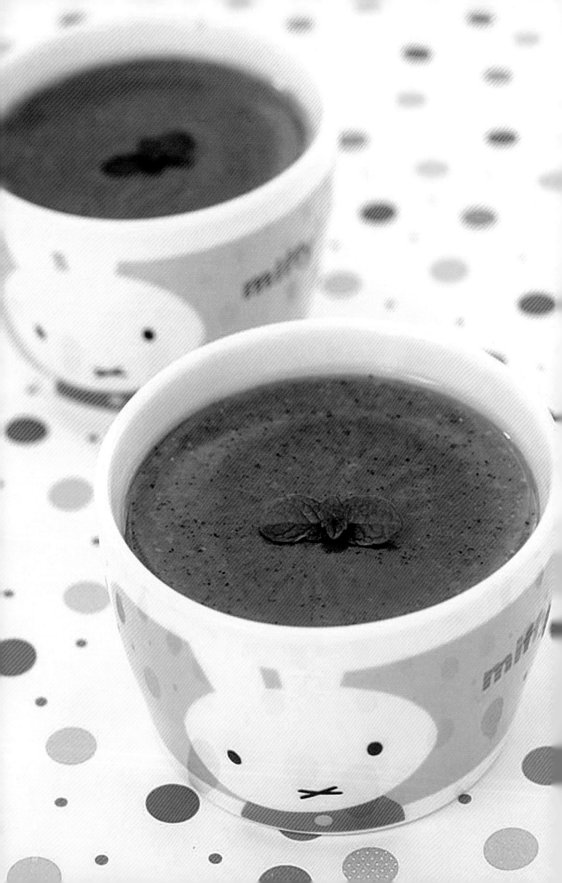

花生紫米糊

材料

- 大米 50 克
- 紫米 20 克
- 花生仁 30 克

做法

1. 大米清水中浸泡 1 小时。

2. 花生仁洗干净，泡入清水中一个晚上。

3. 紫米洗干净，泡入清水中一个晚上。

4. 将花生仁、紫米和大米倒入豆浆机中，加入清水，煮成糊状倒出即可。

营养师点评：花生等坚果中富含的不饱和脂肪酸有利于妈妈的健康，更利于宝宝视觉和神经系统的发育。紫米含有丰富的 B 族维生素及锌、硒、磷、钙等矿物质，是鼓励妈妈们多多选用的杂粮之一。

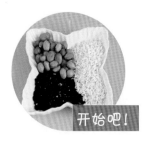
开始吧！

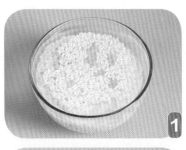

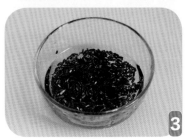

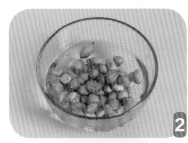

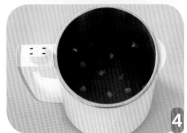

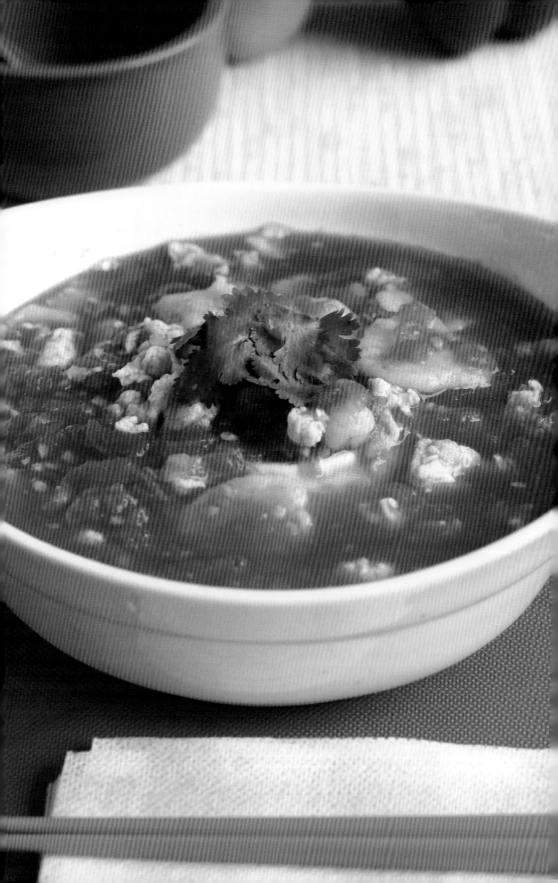

老北京疙瘩汤

 材料

- 西红柿 3 个
- 面粉 1/2 饭碗
- 金针菇 1 小把
- 鸡蛋 1 个
- 食用油少许
- 盐少许

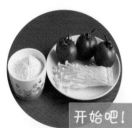

开始吧！

 做法

1. 面粉加少许水，搅拌均匀。

2. 将搅好的面粉用手捏成大小适中的面疙瘩。

3. 金针菇洗净，切成段。

4. 西红柿用水烫一下，剥皮备用。

5. 热油锅，放入西红柿炒出红油，倒入 3 碗清水，加入金针菇。

6. 西红柿汤煮开后，放入面疙瘩。

7. 鸡蛋搅打成蛋液倒入西红柿汤中，调入少许盐，煮熟后盛入碗中即可。

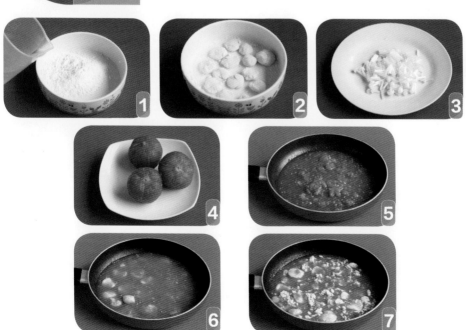

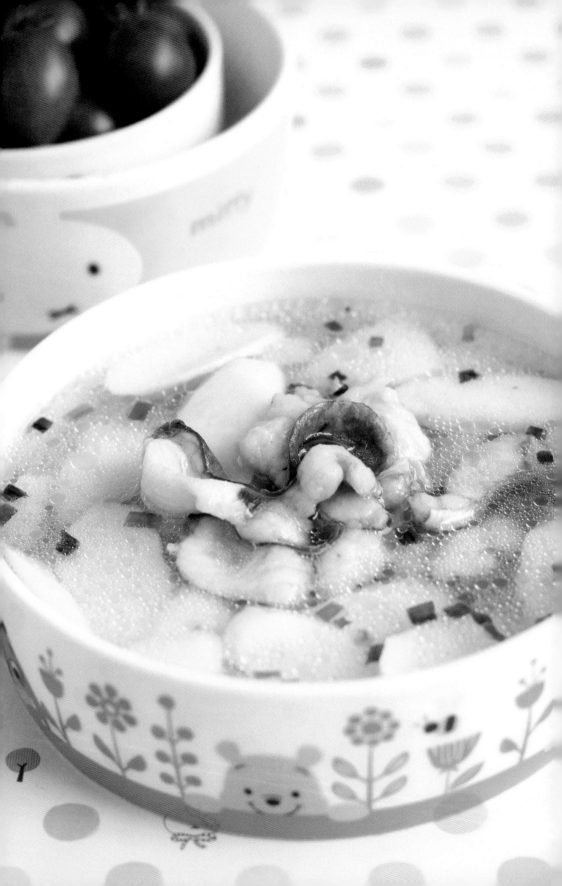

山药鱼片汤

材料

- 鲢鱼 1 条
- 山药 2 根
- 姜 5 片
- 葱 1 根
- 盐少许
- 食用油少许
- 淀粉适量
- 胡椒粉少许

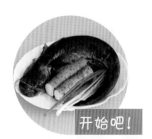

开始吧！

做法

1. 山药洗净，去皮切片。
2. 鲢鱼片成鱼片，调入少许盐和淀粉，拌匀后腌制 15 分钟。
3. 热油锅，爆香姜片和葱花，倒入清水。
4. 放入山药片，煮至断生。
5. 放入鱼片，煮熟。
6. 出锅前调入盐和少许胡椒粉即可。

营养师点评：鱼肉含有丰富的优质蛋白质，其油脂的摄入也不会增加肥胖、心脑血管疾病的风险，怕胖的妈妈应优选鱼类。

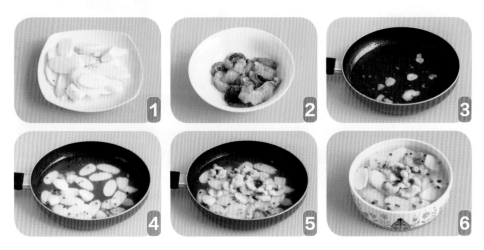

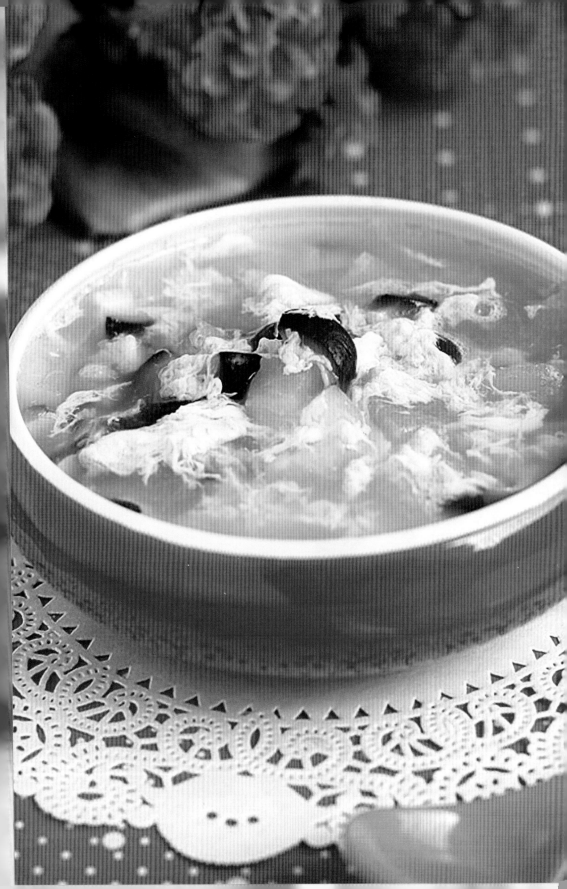

鲜蘑冬瓜蛋汤

材料

- 蘑菇 200 克
- 冬瓜 500 克
- 鸡蛋 1 个
- 葱花 1 小把
- 盐少许
- 香油少许

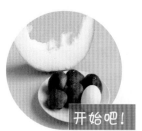

开始吧!

做法

1. 蘑菇洗净,掰小块。
2. 冬瓜去皮,切小块。
3. 锅中水烧开,放入鲜蘑。
4. 3 分钟后放入冬瓜。
5. 冬瓜煮软后,磕入鸡蛋,散开蛋液,调入少许盐。
6. 滴入少许香油,撒上葱花即可出锅。

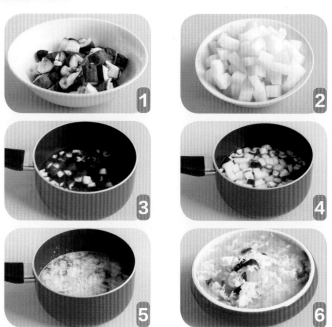

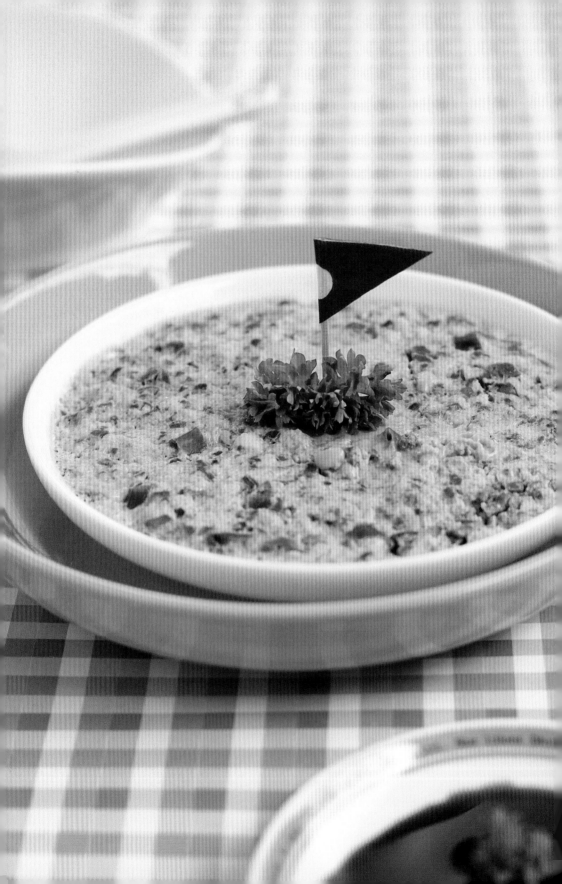

鸡肝肉饼

材料

- 鸡肝 30 克
- 瘦肉 30 克
- 蛋白 2 个
- 盐少许
- 麻油少许

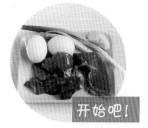

开始吧!

做法

1. 将鸡肝和瘦肉分别洗净后沥干水,剁成末。
2. 将鸡肝、瘦肉和蛋清准备好。
3. 将鸡肝和瘦肉两种材料加蛋清拌匀。
4. 加少许盐、麻油以及姜末和葱花。
5. 放在蒸锅中,隔水蒸熟后即可取出食用。

营养师点评: 动物肝脏、肉类均可提供丰富的血红素铁,具有较高的吸收率,产后充足摄入有助于预防贫血。担心过多摄入动物内脏会增高血脂水平的妈妈可安排每周摄入动物肝脏 1~2 次。

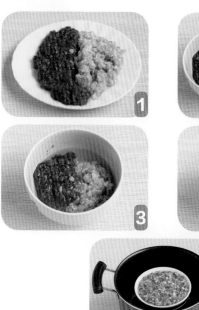

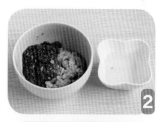

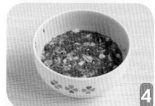

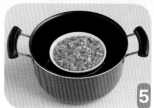

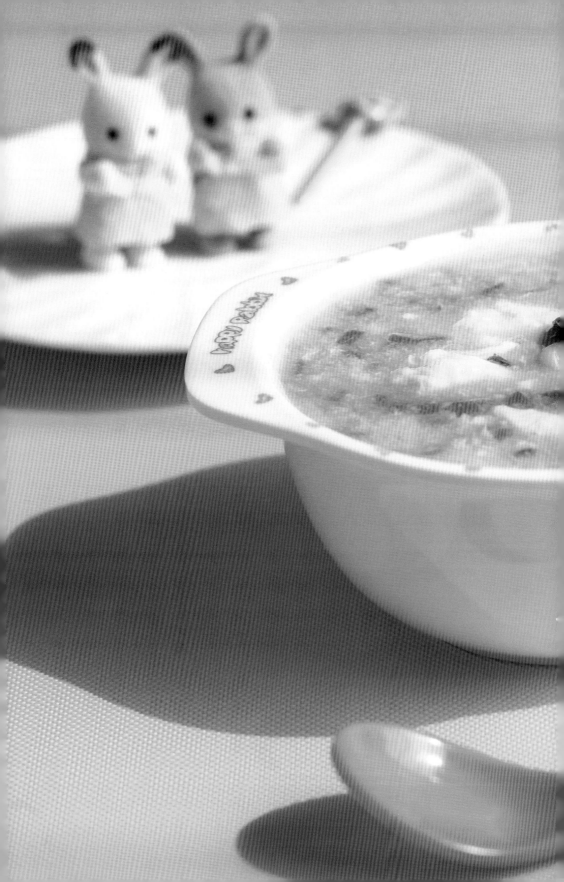

产后 1 周内食谱推荐

　　这段时间，妈妈们可以逐渐过渡至普通均衡膳食，保证充足的主食、副食（蔬菜（4种以上）、蛋、肉（含禽类、鱼类）、豆制品、奶制品的摄入，随着顺利开奶，可通过增饮各类汤汁、羹、粥等增加水分的补充。

例1

早餐	山药小米粥
上午加餐	红豆酸奶杯
午餐	杂锦鱼粥
	鸭血豆腐汤
	虾米烧冬瓜
下午加餐	香甜玉米羹
晚餐	清汤牛腩面
	海米紫菜蛋汤
	三鲜豆腐泥
晚上加餐	酸奶

例2

早餐	四神猪肝粥
上午加餐	牛奶炖蛋
午餐	椒盐葱花卷
	山药玉米莲藕排骨汤
	橄榄油蔬菜沙拉
下午加餐	黄豆红米糊
晚餐	可爱养生饭团
	猪肝西红柿浓汤
	香菇笋丁小炒
晚上加餐	酸奶

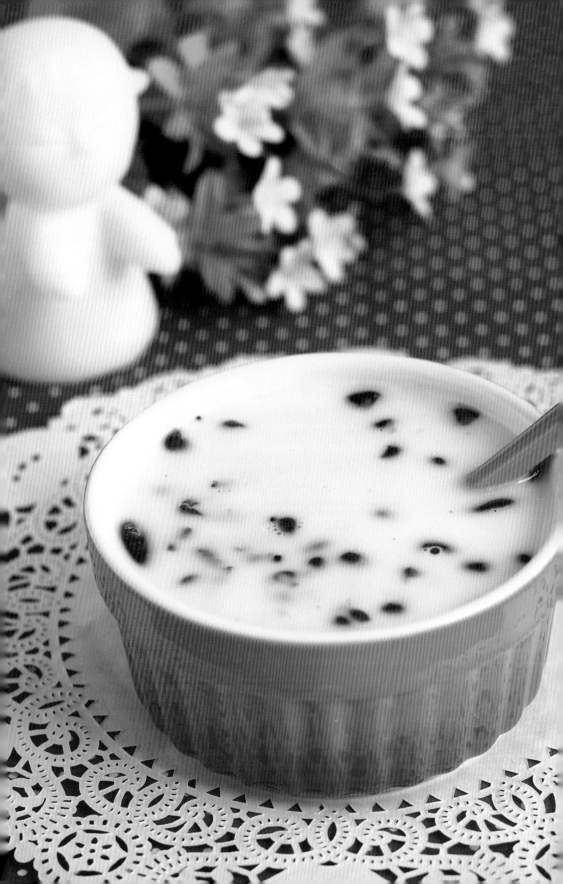

红豆酸奶杯

 材料

- 红豆 100 克
- 酸奶 250 毫升
- 白糖适量

 做法

1. 红豆用清水淘洗干净，浸泡一晚。

2. 泡好的红豆倒入锅中，加入清水，熬煮软烂后捞出，沥干汤汁。

3. 向红豆中拌入适量的白糖，拌匀。

4. 倒入酸奶。

5. 搅拌均匀即可。

营养师点评：酸奶是牛奶的发酵品，发酵的过程使得牛奶中的营养物质更易被吸收，而牛奶中易致腹胀、腹泻的乳糖成分也经过发酵而明显减少。酸奶中的益生菌可调节妈妈的肠道菌群，避免便秘或腹泻的出现（低温酸奶的益生菌优于常温酸奶，但介意酸奶温度过凉的妈妈也可选择常温酸奶，其蛋白质、钙质的供给与前者没有显著区别）。红豆＋酸奶是补充蛋白质、钙质、维生素的佳品。

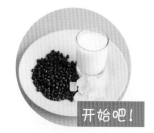

开始吧！

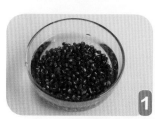

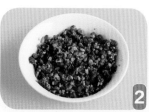

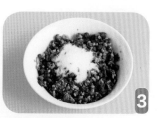

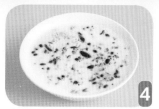

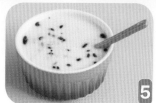

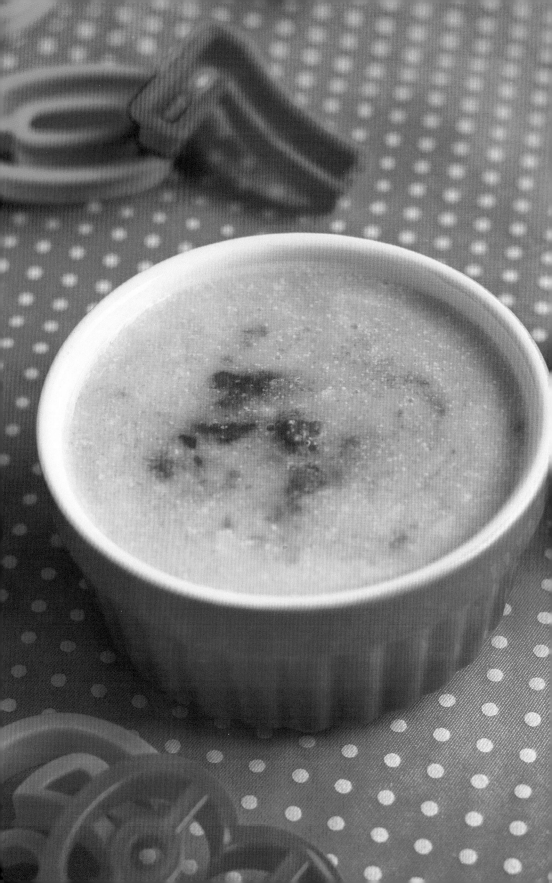

杂锦鱼粥

材料

- 鲫鱼 1 条
- 玉米 20 克
- 大米 50 克
- 小西红柿 2 个
- 姜 1 片
- 油少许

做法

1. 鲫鱼剖洗干净，用厨房纸吸干水分，放入油锅中煎至黄色。

2. 鲫鱼放入汤锅中，加清水、姜片，煮出奶白色浓汤。

3. 将鱼汤滤出，加入淘洗干净的大米、玉米煮成六分稠的粥。

4. 小西红柿切小块，放入粥中。

5. 再次煮开，盛入碗中即可。

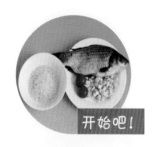

开始吧！

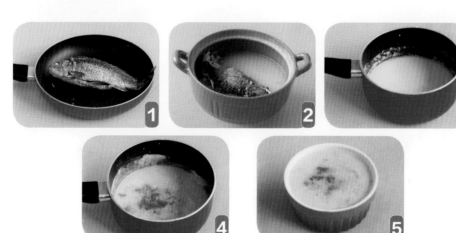

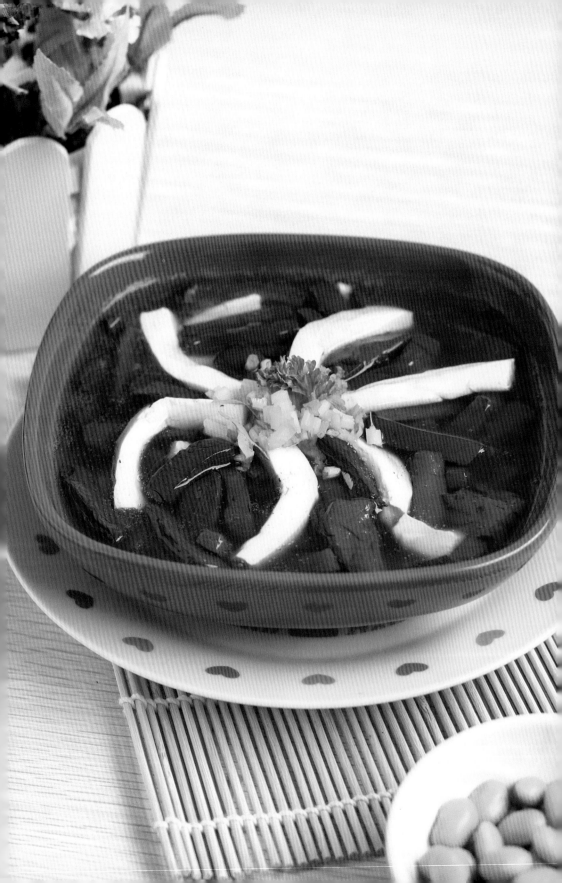

鸭血豆腐汤

材料

- 豆腐 1/4 块
- 鸭血 200 克
- 芹菜 3 棵
- 盐少许
- 香油少许

做法

1. 芹菜洗干净，切末；豆腐和鸭血切条状。
2. 烧开水，将豆腐和鸭血略微焯烫后捞出。
3. 另取一锅倒入清水，放入豆腐和鸭血。
4. 将豆腐和鸭血煮熟透，调入少许盐和香油，撒入芹菜末。
5. 将鸭血豆腐汤盛入碗中即可。

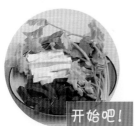

开始吧！

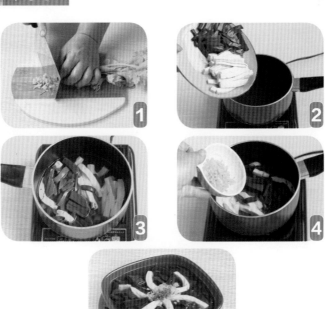

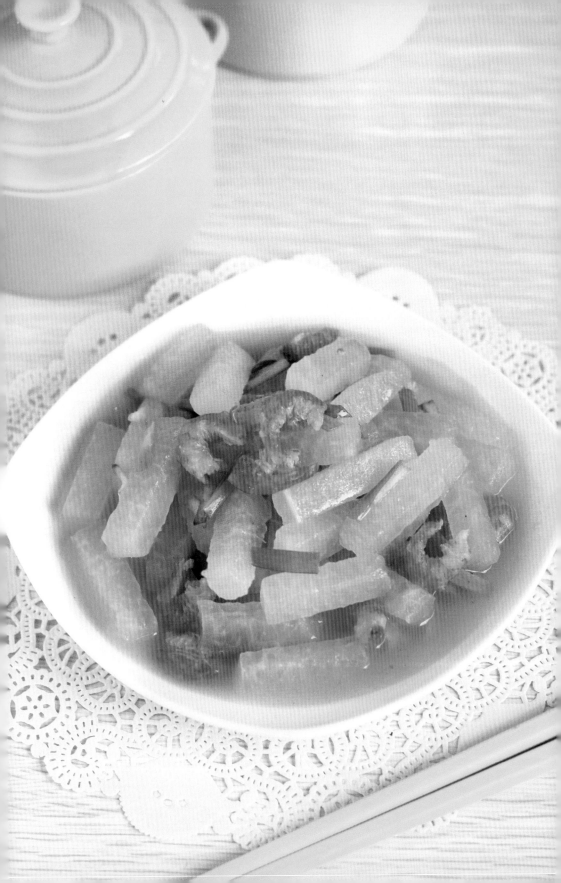

虾米烧冬瓜

材料

- 冬瓜 300 克
- 虾米 100 克
- 葱花 1 小把
- 姜丝少许
- 盐少许
- 食用油适量

做法

1. 冬瓜去皮去瓤，切条。
2. 虾米用清水冲洗干净，再浸泡 10 分钟。
3. 热油锅，爆香姜丝。
4. 放入冬瓜一起煸炒。
5. 再放入虾米，倒入适量的清水，焖熟后，调少许盐、撒葱花即可。

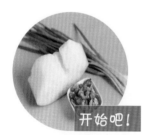

开始吧！

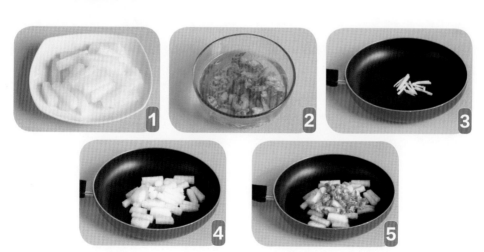

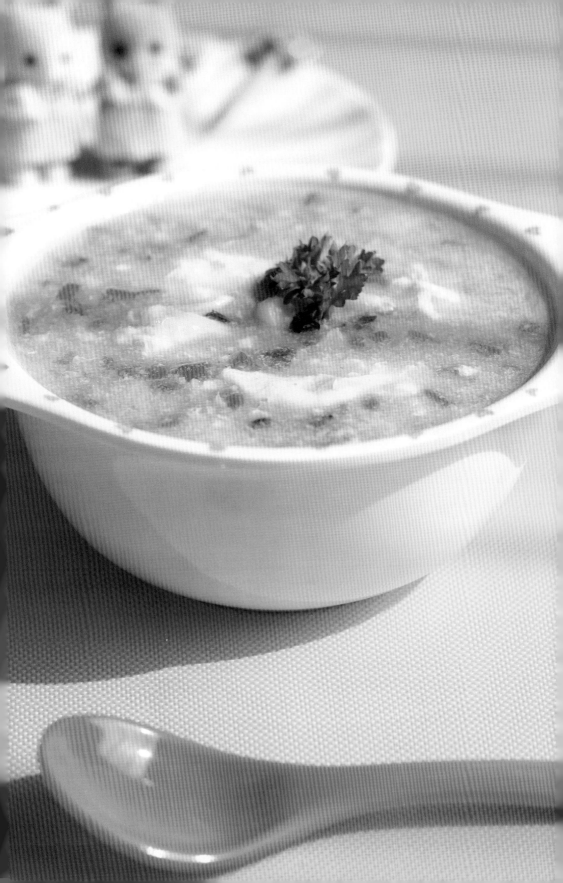

香甜玉米羹

材料

- 玉米 1 根
- 香菇 3 个
- 胡萝卜 1 根
- 鸡蛋 2 个
- 盐少许

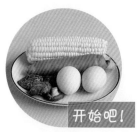

开始吧!

做法

1. 胡萝卜去皮,切小丁。
2. 香菇洗干净,切末。
3. 玉米洗干净,剥下玉米粒。
4. 玉米粒倒入搅拌机,略微搅打。
5. 锅中烧开水,放入胡萝卜和香菇,中火煮 15 分钟。
6. 再放入玉米粒,煮熟。
7. 调入蛋液,蛋液成块后调入少许盐,拌匀即可。

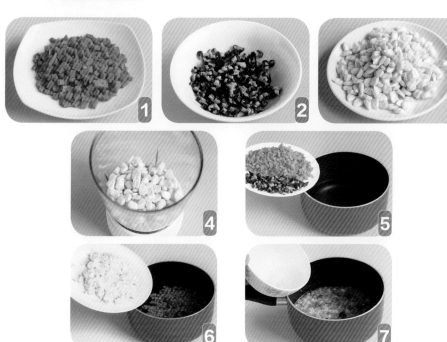

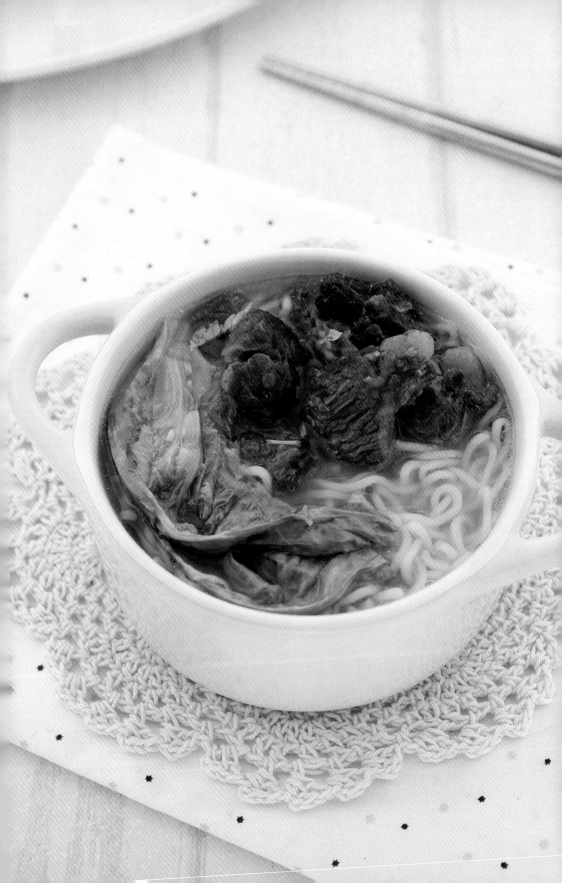

清汤牛腩面

材料

- 牛腩 1000 克
- 鸡蛋面 100 克
- 生菜半棵
- 香菜 1 根
- 葱段 10 克
- 姜 4 片
- 八角 2 个
- 料酒少许
- 盐少许

做法

1. 将牛腩切成小块，香菜洗净切末，生菜洗净掰片。
2. 牛腩焯烫后，捞出放入高压锅中，倒入开水，大火煮开。
3. 撇掉浮沫，放入葱段、姜片、少许料酒和八角，大火烧开后，小火焖煮 30~40 分钟，调少许盐。
4. 锅中烧开水，煮熟面条后盛入碗中。
5. 生菜略微焯烫后摆在面条上，再淋上牛腩汤汁，放上适量牛腩和香菜末即可。

开始吧!

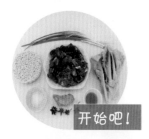

1

2

3

4

5

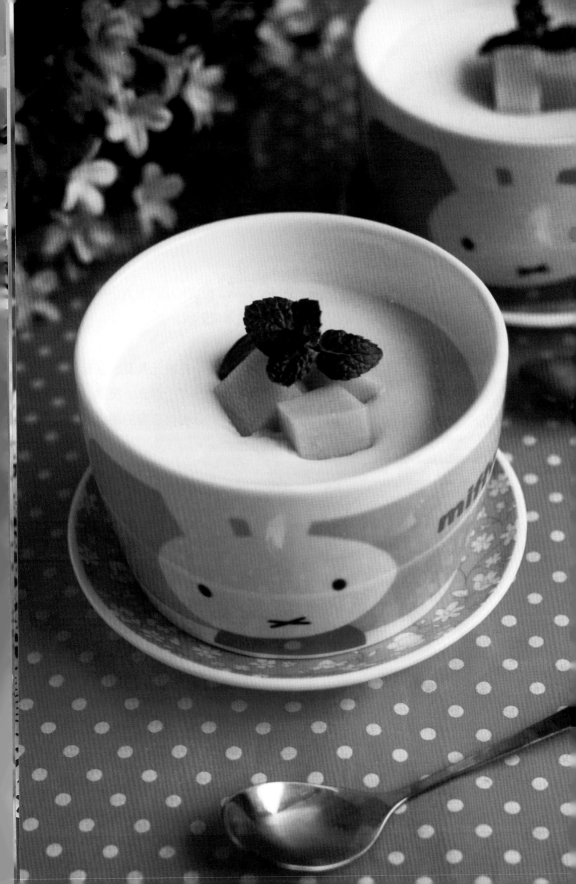

牛奶炖蛋

材料

- 鸡蛋 2 个
- 牛奶 250 毫升
- 大杏仁 10 粒
- 芒果 1 个
- 白糖少许

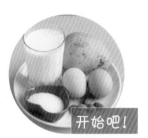

开始吧!

做法

1. 鸡蛋打成蛋液,调入少许白糖,打匀后静置 3 分钟,让糖充分融解。
2. 再用滤勺过滤一遍蛋液。
3. 将牛奶倒入蛋液中,朝一个方向搅拌至均匀。
4. 将牛奶蛋液用筛网再过滤一次。
5. 将过滤好的牛奶蛋液慢慢倒入碗中。
6. 将牛奶蛋液放入蒸锅中,蒸熟。
7. 将蒸好的牛奶蛋取出,铺上芒果果肉和大杏仁即可。

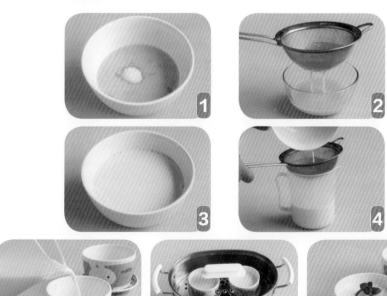

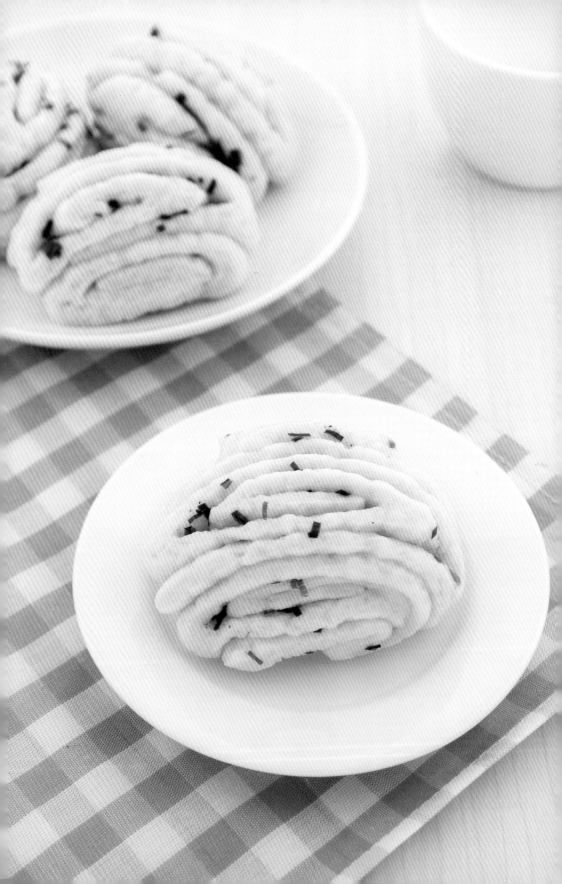

椒盐葱花卷

材料

- 面粉 500 克
- 水 250 克
- 干酵母 5 克
- 葱 2 根
- 盐少许
- 植物油少许

做法

1. 将葱洗干净，切成葱花。
2. 将面粉、水、干酵母混合在一起。
3. 将上述混合物搅拌均匀后，揉成柔软的面团。
4. 将面团发酵约 1 个小时，等面团涨成两倍大。
5. 使面团排气。
6. 将面团擀成面片。
7. 给面片均匀抹上少许油，撒上葱花和少许盐。
8. 将面片卷成长条，再切小段。
9. 将两个面段叠在一起，中间用筷子压一下，两端稍微拉扯开，卷起，粘在一起捏牢。
10. 将做好的花卷放在蒸锅再发酵 10~20 分钟。
11. 花卷蒸 15 分钟即可。

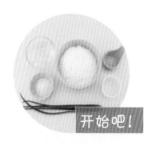

开始吧！

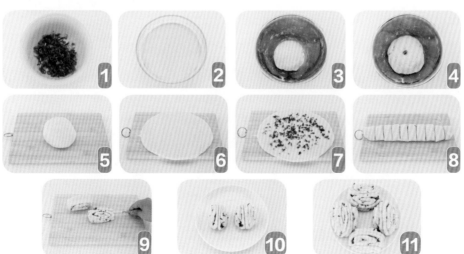

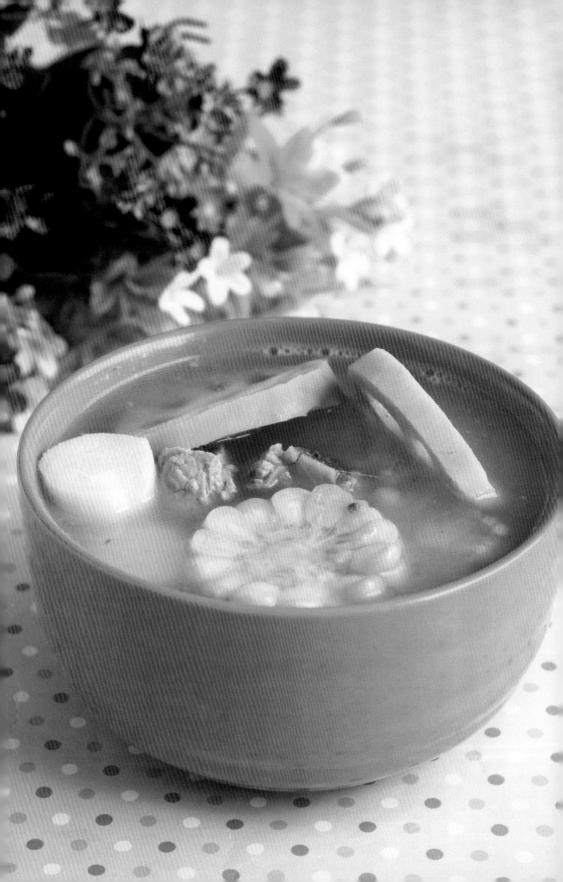

山药玉米莲藕排骨汤

材料

- 猪小排 1 根
- 藕 250 克
- 山药 250 克
- 甜玉米 1 根
- 姜 2 片
- 盐少许

做法

1. 山药刨皮后切滚刀块。

2. 排骨斩件，略微焯烫后洗去浮沫。

3. 甜玉米切块。

4. 藕洗干净，去皮切片。

5. 排骨、姜和清水倒入锅里，大火煮开，再放山药和玉米，小火煮 2 个小时。

6. 出锅前调入少许盐拌匀，盛入碗中即可。

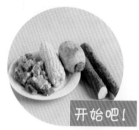

开始吧！

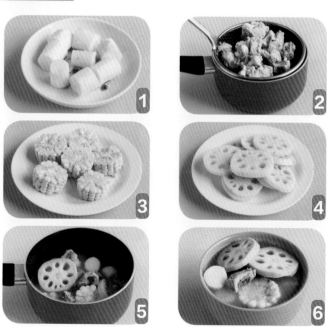

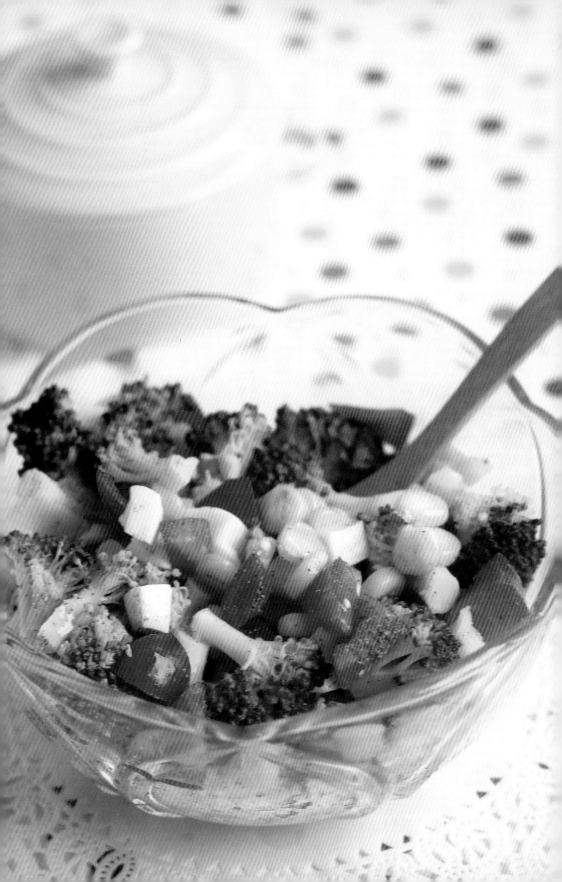

橄榄油蔬菜沙拉

材料

- 玉米 1 根
- 鸡蛋 2 个
- 西红柿 2 个
- 西蓝花 1 个
- 盐少许
- 橄榄油少许
- 黑椒粉少许

做法

1. 玉米掰出玉米粒，西蓝花切小朵。
2. 鸡蛋用水煮熟，剥壳，切成鸡蛋丁备用。
3. 西红柿切成丁。
4. 锅中烧开水，调入少许盐和橄榄油，放入玉米和西蓝花煮熟，捞出。
5. 将所有食材放入大碗中。
6. 调入少许黑椒粉和少许盐，拌匀即可。

营养师点评：橄榄油富含人体必需的单不饱和脂肪酸、维生素 E 以及抗氧化的多酚类化合物。作为健康油脂的代表，食用橄榄油替代动物油脂有利于减少罹患心血管疾病的风险已成为共识。但橄榄油，尤其是初榨橄榄油烟点较低（200℃左右），用其来炒炸食物易造成其中的抗氧化物质破坏，因此橄榄油作为凉拌食用是最佳推荐的。种类及颜色丰富的蔬菜也是妈妈们饮食不可或缺的部分，应多样均衡安排。

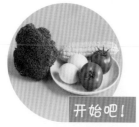

开始吧！

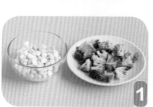
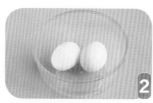
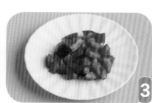
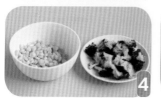
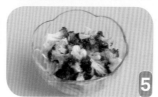
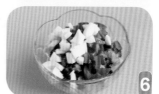

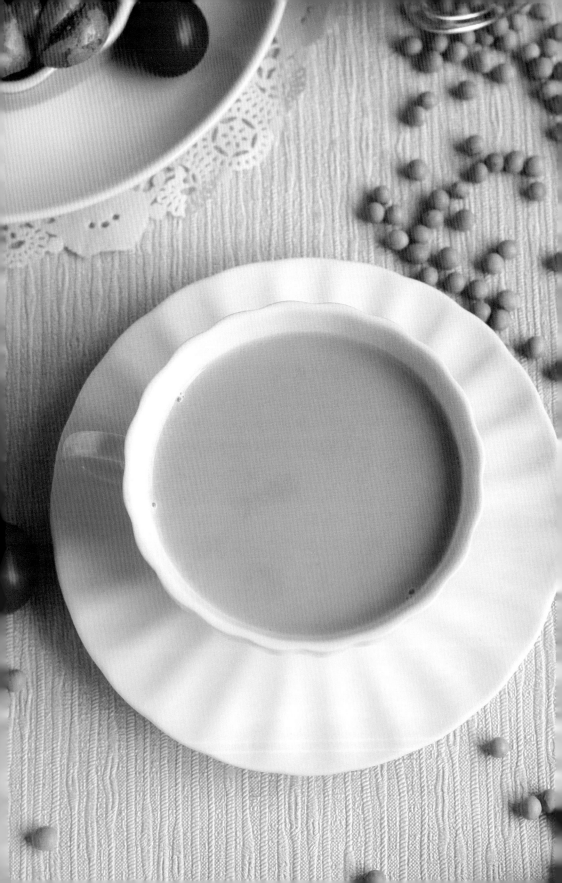

黄豆红米糊

材料

- 黄豆半量杯
- 红米 1 量杯
- 白糖适量

做法

1. 黄豆浸泡清水一晚。
2. 红米清水浸泡 2 个小时。
3. 将黄豆、红米和清水倒入搅拌机中，搅打成糊状，过滤勺。
4. 将黄豆红米糊倒入锅中，煮熟，调入少许白糖。
5. 将煮好的米糊倒入碗中即可。

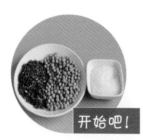

开始吧！

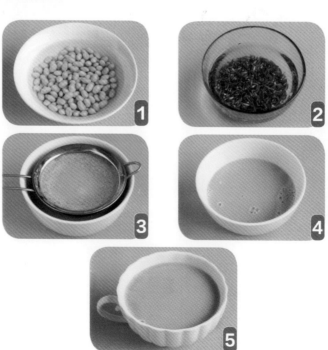

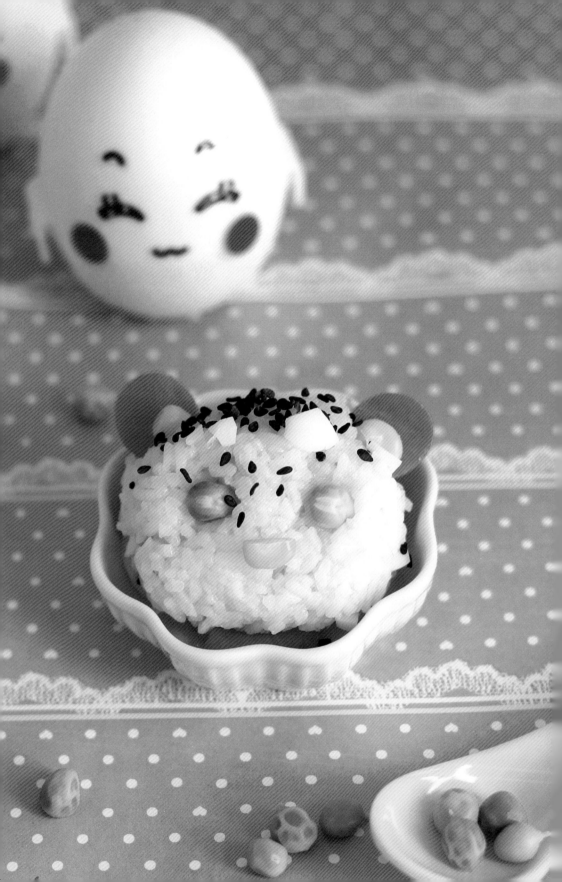

可爱养生饭团

材料

- 大米 60 克
- 豌豆 30 克
- 玉米粒 30 克
- 鸡蛋 1 个
- 胡萝卜 1 根
- 黑芝麻少许
- 盐少许
- 寿司醋少许
- 香油少许

做法

1. 将大米淘洗干净，煮成米饭备用。
2. 豌豆洗干净，放入沸水中焯烫熟，捞出。
3. 胡萝卜去皮切片，和玉米粒一起焯烫熟，捞出。
4. 鸡蛋煮熟，去壳，分离蛋白和蛋黄，都压碎。
5. 将豌豆、玉米、胡萝卜、蛋白、蛋黄、黑芝麻、盐、寿司醋和香油调入米饭中，搅拌均匀。
6. 将米饭捏成小饭团，再用胡萝卜片和豌豆装饰即可。

开始吧！

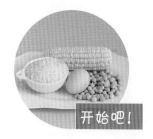

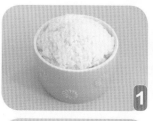

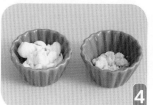

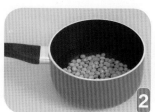

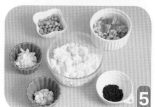

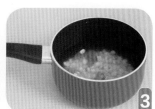

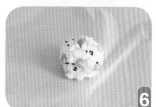

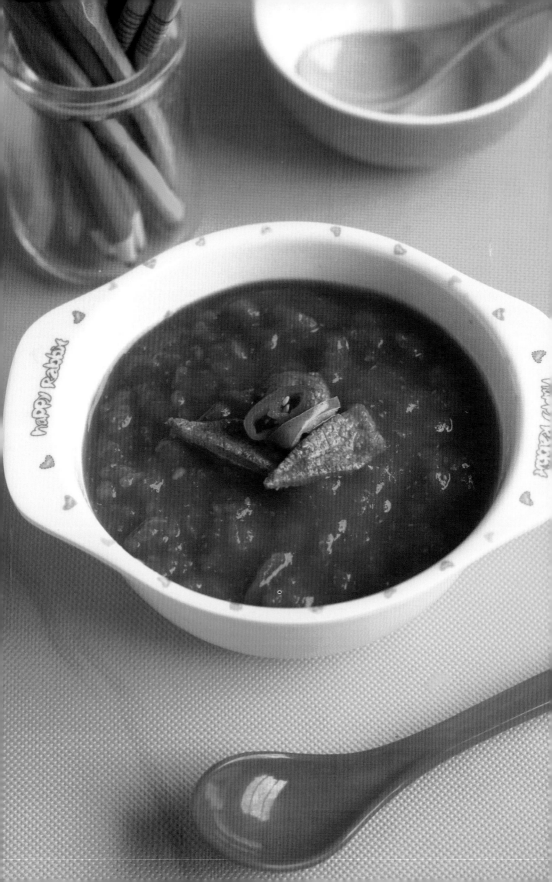

猪肝西红柿浓汤

材料

- 西红柿 2 个
- 猪肝 1 块
- 葱段适量
- 食用油少许
- 盐少许
- 白糖少许

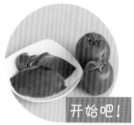

开始吧!

做法

1. 西红柿洗干净,放入开水中泡一会儿。

2. 西红柿去掉蒂头、皮,切小块。

3. 猪肝在流动水下冲洗干净,切片,放清水里浸泡半小时。

4. 热油锅,爆香葱段后盛出。

5. 西红柿块放入锅中,调入少许白糖,炒成糊,倒一大碗水,小火炖 20~30 分钟。

6. 放入猪肝片,煮熟后调入少许盐,即可出锅。

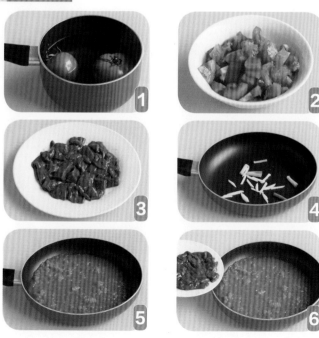

121

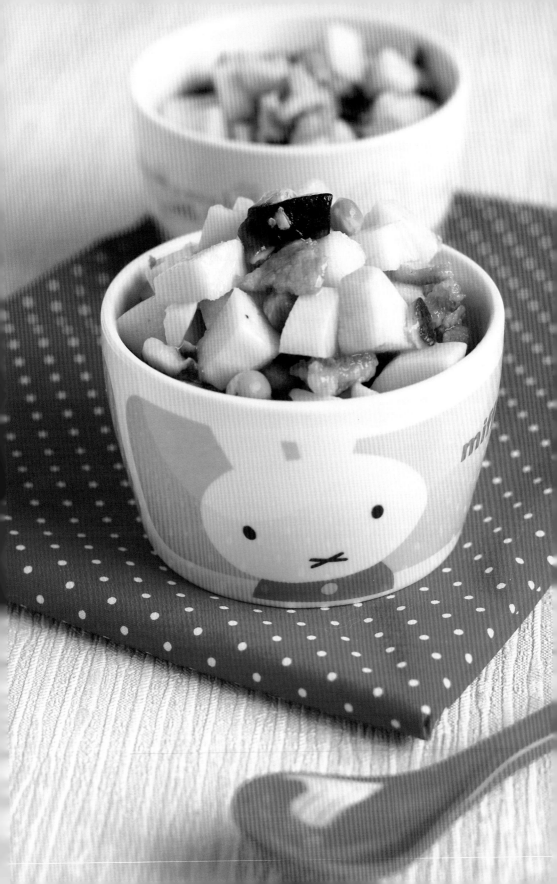

香菇笋丁小炒

 材料

- 香菇 4 个
- 笋 1 个
- 猪里脊肉 50 克
- 豌豆（煮）适量
- 食用油少许
- 蚝油少许
- 淀粉少许

做法

1. 笋剥皮，洗干净后切块。

2. 香菇洗净去蒂，切小丁。

3. 里脊肉切小丁，加淀粉，充分抓匀备用。

4. 将笋块焯烫熟，沥干水分捞出。

5. 热油锅，倒入里脊肉，翻炒至变色，倒入香菇和豌豆粒炒熟。

6. 倒入笋丁，炒 1 分钟后调入少许蚝油，拌炒均匀。

7. 将炒好的香菇笋丁盛出即可。

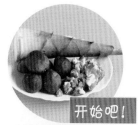

开始吧！

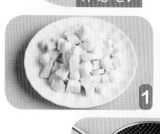

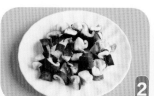

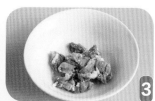

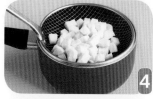

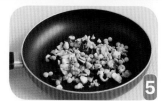

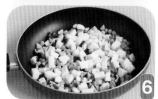

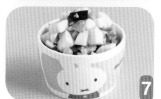

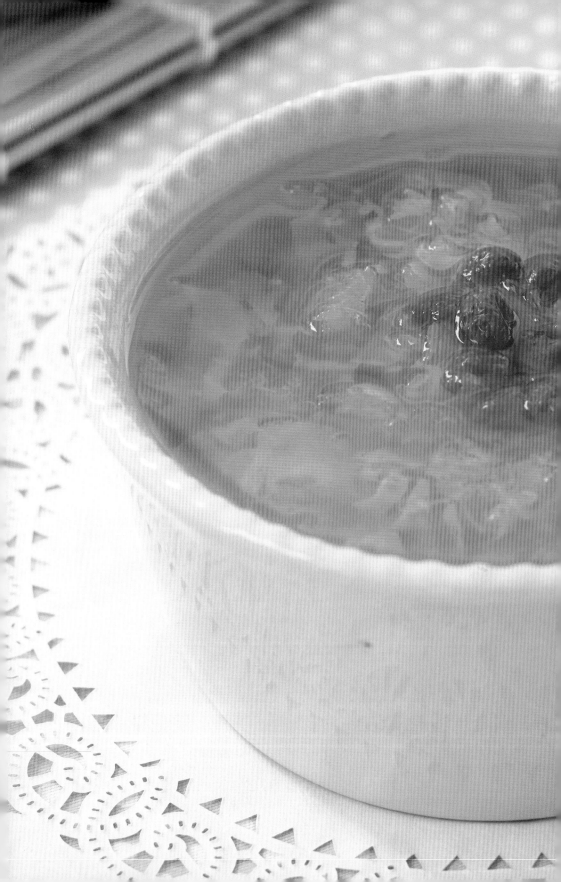

产后 2~6 周内食谱推荐

　　此阶段要保证充足、均衡、清淡的膳食摄入，肉蛋类、奶制品、水分的摄入要充足，同时适当控制油脂，主食要定量，保证粗粮或杂粮、蔬果的适量食用，满足哺乳需要的同时适当减脂。

例1

早餐	南瓜酸奶沙拉
	玉米豆浆
上午加餐	木瓜银耳羹
午餐	全麦红枣饭
	鲫鱼豆腐汤
	金针菇拌杂蔬
下午加餐	莲子百合红豆粥
晚餐	白米饭
	冬瓜海米汤
	芦笋炒鸡柳
晚上加餐	酸奶

例2

早餐	菌香杂粮米糊
	肉末鸡蛋羹
上午加餐	奶香红豆
午餐	紫薯卷
	牛肉彩椒盅
	时蔬五彩羹
下午加餐	南瓜玉米沙拉
晚餐	白米饭
	木瓜猪肚汤
	香菇鸡肉茸
晚上加餐	酸奶

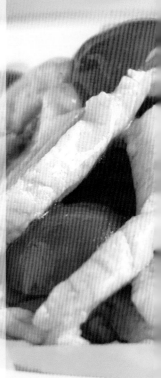

例3

早餐	红豆薏仁黑米粥
	牛奶
上午加餐	黑豆糯米豆浆
午餐	杏鲍菇蒸米饭
	木瓜带鱼
	虾皮鸡蛋羹
下午加餐	蘑菇菜丝燕麦粥
晚餐	白米饭
	西红柿炖牛腩
	鲜虾豆腐翡翠汤
晚上加餐	酸奶

例4

早餐	胡萝卜玉米小·蛋饼
	牛奶
上午加餐	核桃芝麻豆浆
午餐	南瓜黄金二米饭
	黄金肉脯蛋
	爽口素杂拌
下午加餐	香蕉紫薯沙拉
晚餐	白米饭
	莲藕焖猪手
	豆腐蔬菜羹
晚上加餐	酸奶

例 5	
早餐	枸杞山药蒸糕
上午加餐	红豆双皮奶
午餐	五彩干薄面丝
	滑蛋牛肉
	山药鱼片汤
下午加餐	水果燕麦牛奶
晚餐	玉米面粥
	三丝银鱼羹
	鲜蘑冬瓜蛋汤
晚上加餐	酸奶

例 6	
早餐	补血养生杂粮粥
	肉末鸡蛋羹
上午加餐	玉米豆浆
午餐	香蔬黄豆饭
	鸡丝娃娃菜
	豆腐海藻鲜虾汤
下午加餐	缤纷水果串
晚餐	白米饭
	胡萝卜鸡肉卷
	冬瓜瘦肉汤
晚上加餐	酸奶

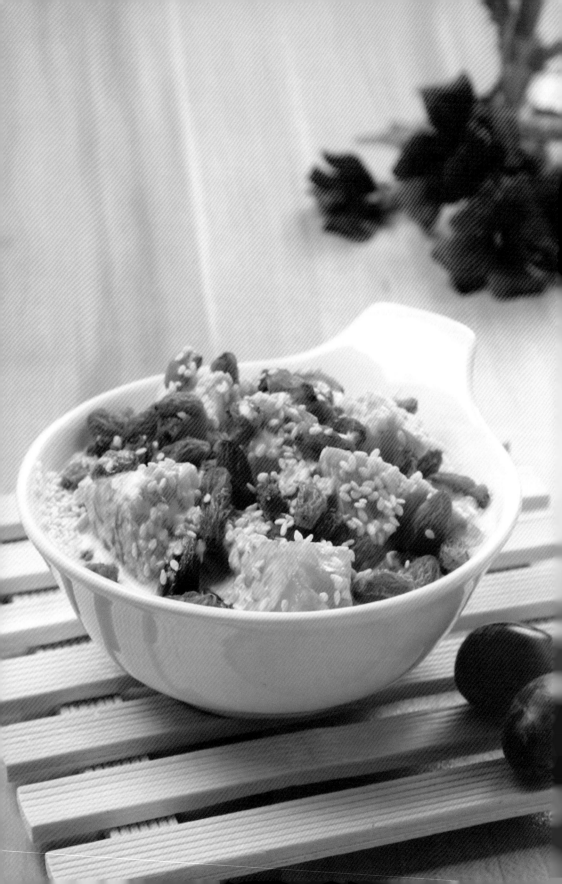

南瓜酸奶沙拉

材料

- 南瓜 300 克
- 葡萄干 100 克
- 白芝麻（熟）适量
- 酸奶 300 克

做法

1. 将南瓜去皮去籽，洗干净后切成小块。
2. 将南瓜块放入蒸锅中隔水蒸熟。
3. 拿出南瓜，稍微纳凉。
4. 在南瓜上淋上酸奶。
5. 撒上葡萄干。
6. 再撒上白芝麻即可。

营养师点评：南瓜作为粗粮，亦可代替主食，饱腹感强，其中的碳水化合物在胃肠道吸收速率较慢，有助于调节血糖、血脂代谢，有利于瘦身。南瓜烹制过程中最好蒸制或炖煮，减少用油及用糖量。南瓜搭配酸奶食用时兼顾了碳水化合物和蛋白质的补充，一举两得。

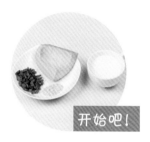
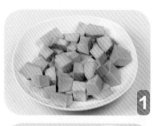
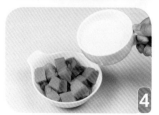
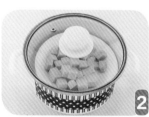
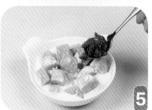
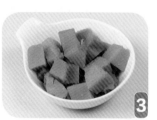
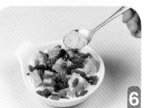

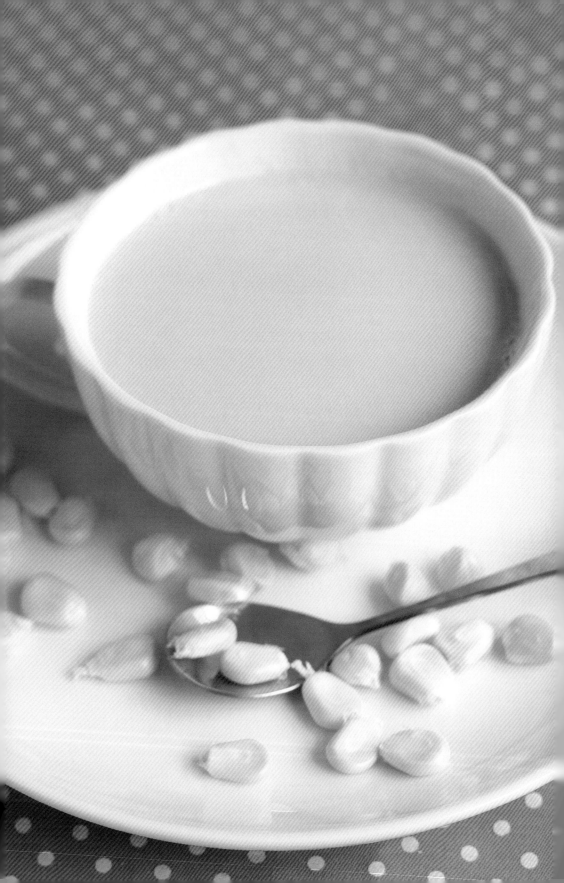

玉米豆浆

 材料

- 玉米粒 50 克
- 豆浆 250 毫升
- 白砂糖少许

 做法

1. 玉米粒和豆浆倒入搅拌机中，搅打成玉米豆浆。
2. 玉米豆浆倒入锅中，调入少许白砂糖，煮熟。
3. 将煮好的玉米豆浆盛入碗中即可。

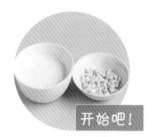

开始吧！

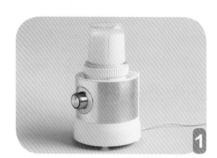

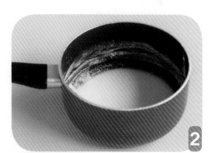

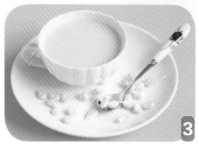

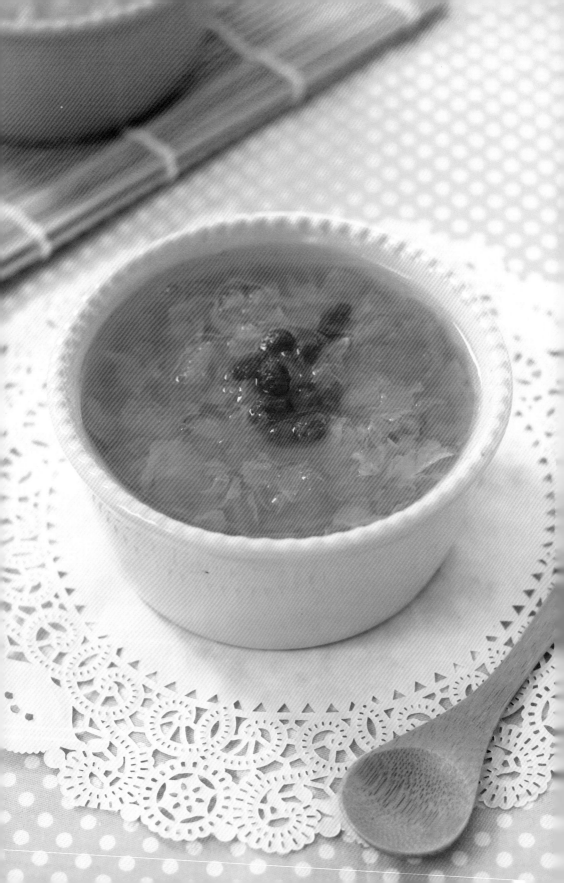

木瓜银耳羹

材料

- 木瓜半个
- 银耳 1 朵
- 枸杞子 25 克
- 冰糖 50 克

做法

1. 将银耳摘小朵，放入清水中泡发。
2. 木瓜去皮、去籽，切成块。
3. 锅中放入适量水，烧开后转小火，将银耳和冰糖放入，煮约 30 分钟。
4. 放入木瓜。
5. 放入枸杞，再煮 5 分钟。
6. 将煮好的木瓜银耳盛入碗中即可。

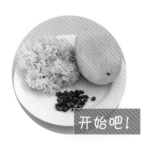

开始吧！

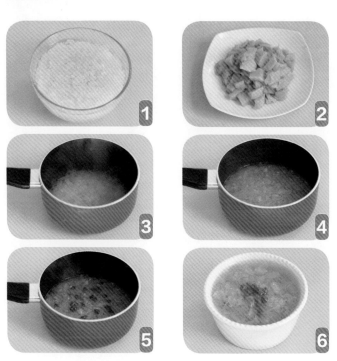

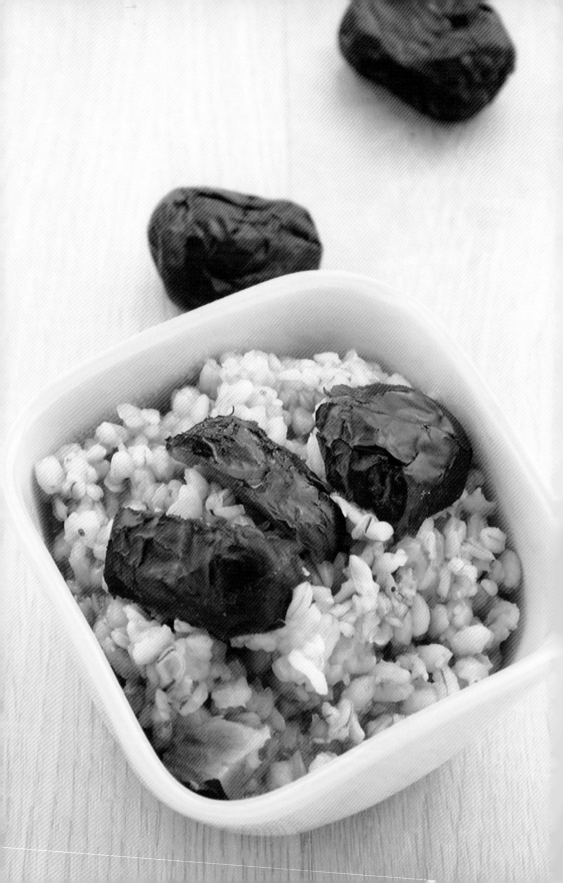

全麦红枣饭

材料

- 燕麦 30 克
- 荞麦 30 克
- 大麦 30 克
- 小麦 30 克
- 大米 1/2 量杯
- 红枣 10 颗
- 水 1.5 量杯

做法

1. 将荞麦、燕麦、大麦、小麦和大米洗净，在水中浸泡 2 小时。
2. 红枣洗干净，去核。
3. 将所有食材放入电饭锅中加水煮熟。
4. 煮熟后，再焖约 10 分钟即可。

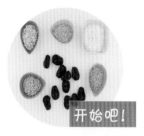

开始吧！

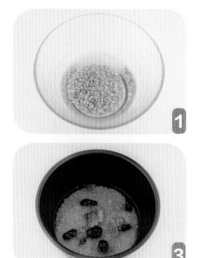

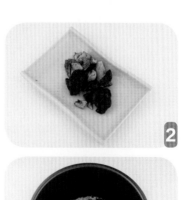

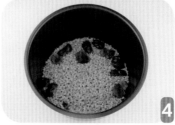

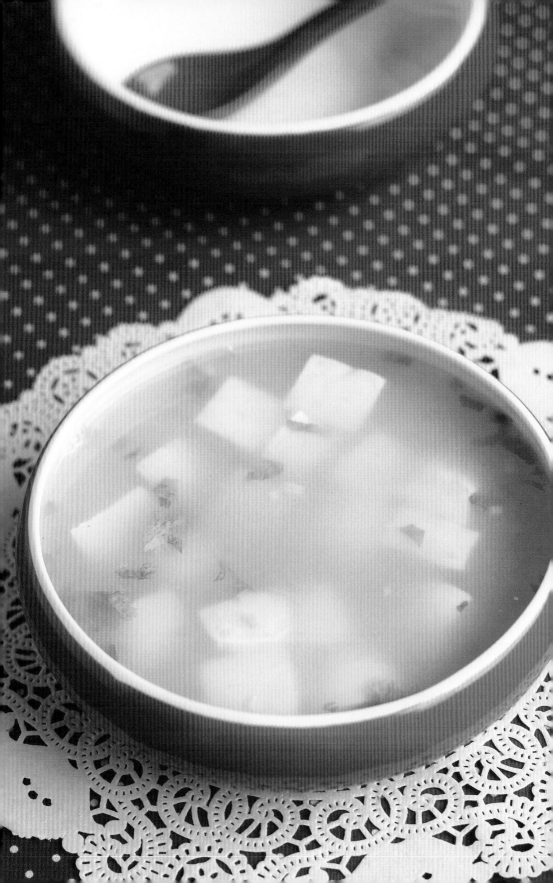

鲫鱼豆腐汤

材料

- 鲫鱼 1 条
- 豆腐 1 块
- 姜 4 片
- 香菜 2 根
- 盐少许
- 食用油少许
- 白胡椒少许

做法

1. 豆腐放入沸水中焯烫 1 分钟，捞出切小块。
2. 鲫鱼清理干净，热油锅，放入姜片，煎至金黄。
3. 锅中倒入水，煮开后倒入炖锅中，中小火炖煮 1 个小时。
4. 待汤色转白时放入豆腐，大火煮 10 分钟，调入少许白胡椒粉和盐。
5. 将鲫鱼豆腐汤盛入碗中，撒入香菜末即可。

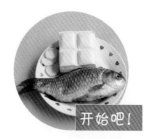

开始吧！

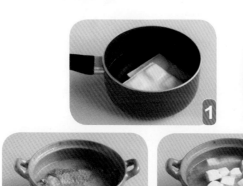

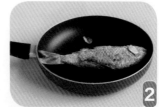

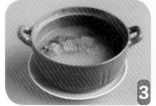

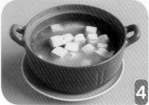

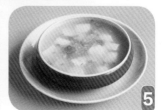

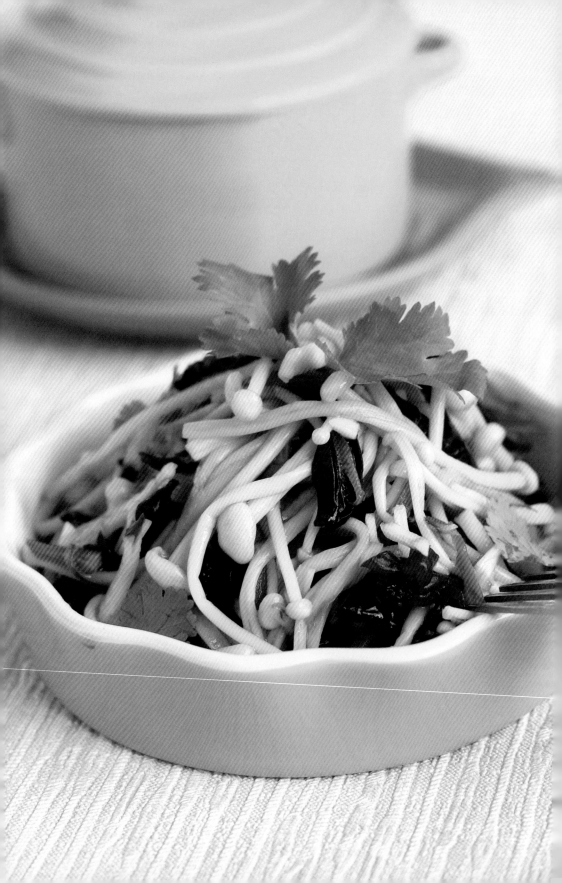

金针菇拌杂蔬

材料

- 金针菇 200 克
- 黄瓜 1 根
- 胡萝卜半根
- 木耳（泡发）30 克
- 蒜蓉适量
- 香菜适量
- 盐少许
- 醋少许
- 生抽少许
- 香油少许

做法

1. 黄瓜、胡萝卜洗净刨丝，木耳切丝，香菜洗净、切碎。
2. 金针菇切掉老根，清洗干净，和木耳一起焯烫熟，捞出。
3. 将金针菇、木耳丝、黄瓜丝和胡萝卜丝放入大碗中。
4. 调入少许盐、醋、生抽、香油，搅拌均匀，再放入香菜末和蒜蓉即可。

营养师点评：包括金针菇、木耳等在内的菌类，都具有较高的营养价值，它们多含有丰富的氨基酸、硒等矿物质，以及包括果糖、半乳糖、甘露糖及其他醛糖、酮糖等在内的多种单糖、双糖和多糖，这些糖类成分及矿物质具有一定的调节人体免疫的效应，菌类也因此被认为具有一定"抗肿瘤""抗衰老"作用。虽然这些作用的实际应用意义尚存争论，但适量摄入菌类，满足每日摄入新鲜果蔬的多样性、均衡性是明确有益的。

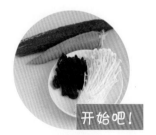

开始吧！

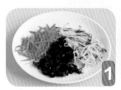
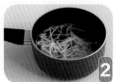
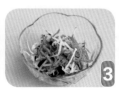
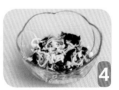

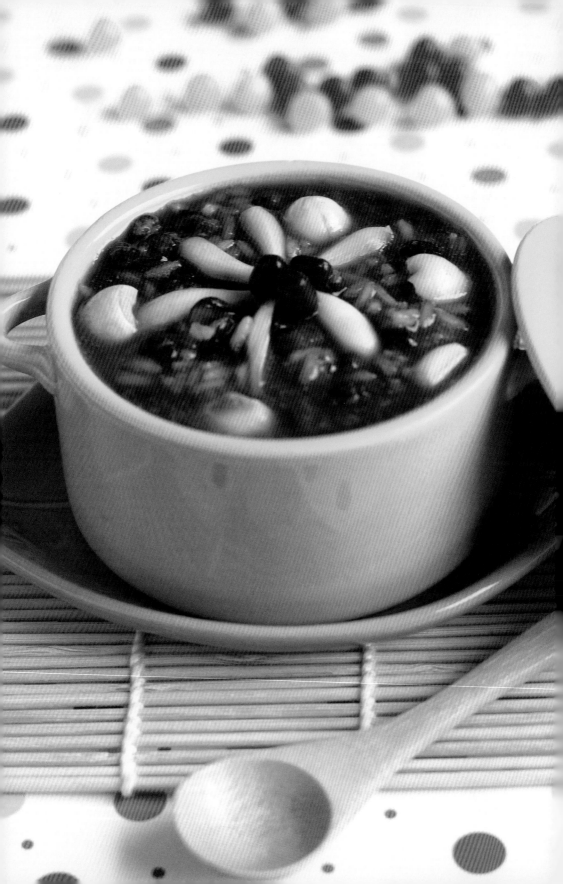

莲子百合红豆粥

材料

- 大米 20 克
- 红豆 30 克
- 百合 10 克
- 莲子 20 克
- 冰糖适量

做法

1. 红豆用水洗净,浸泡 2 小时。

2. 莲子、百合用水洗净,浸泡半小时。

3. 大米洗净,浸泡备用。

4. 砂锅中加适量清水,中火烧开,放入莲子、百合、红豆,小火煮 20 分钟。

5. 放入大米,小火焖煮成米粥,调入适量冰糖,搅拌均匀,即可出锅。

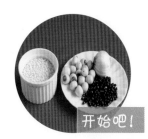

开始吧!

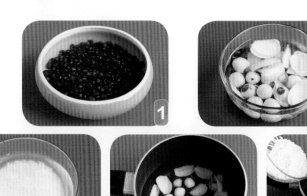

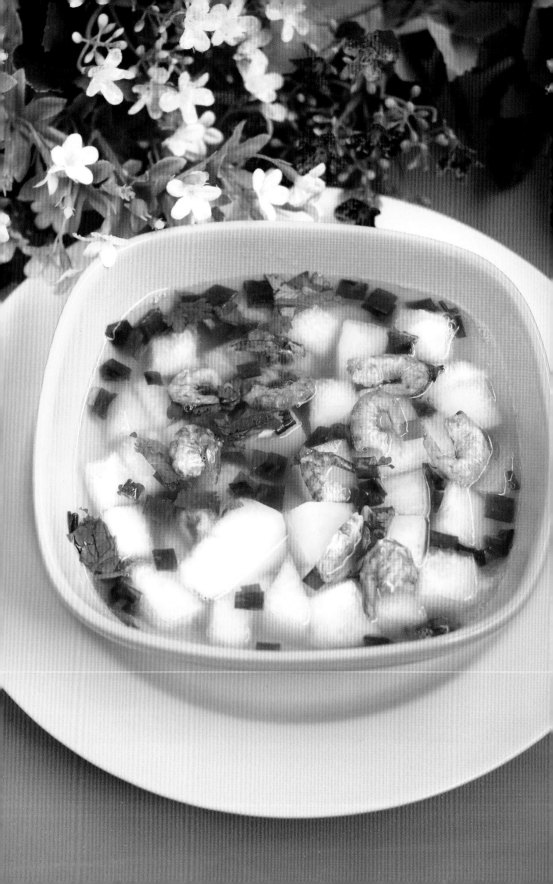

冬瓜海米汤

材料

- 冬瓜 250 克
- 海米 200 克
- 香菜 30 克
- 葱花 1 小把
- 姜 5 克
- 盐少许
- 食用油少许

做法

1. 热油锅，放入葱花和姜，煸炒出香味。
2. 冬瓜去皮、切片，放入锅中一起炒。
3. 锅中倒入适量清水。
4. 加入海米，熬煮至冬瓜软烂，调入少许盐。
5. 撒入香菜即可出锅。

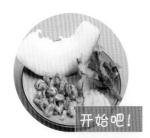

开始吧！

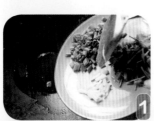

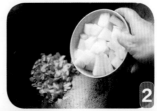

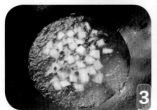

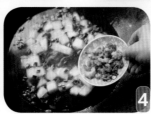

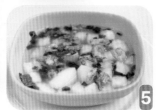

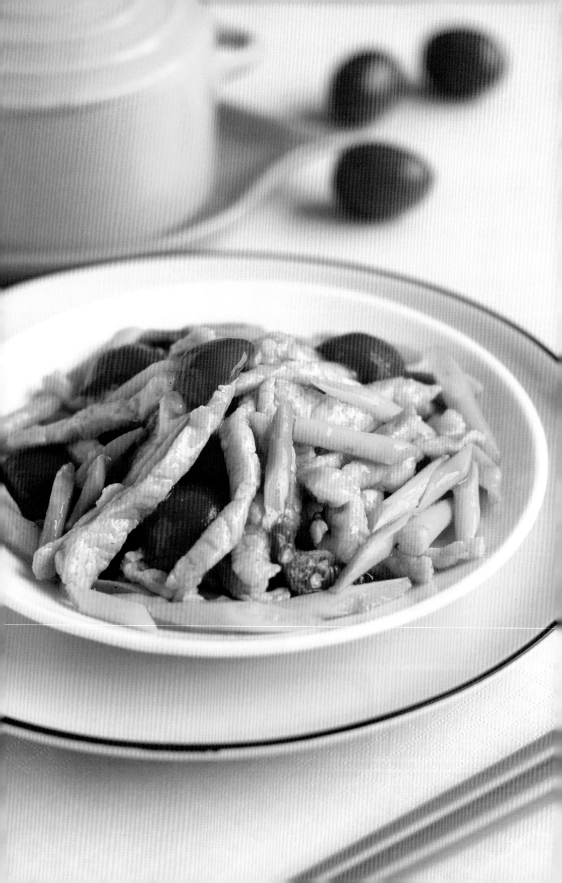

芦笋炒鸡柳

 材料

- 芦笋 5 根
- 鸡胸肉 1 块
- 小番茄 5 个
- 食用油少许
- 盐少许
- 料酒少许
- 淀粉少许

 做法

1. 鸡胸肉洗净，切条，调入少许盐、料酒、淀粉，拌匀备用。
2. 小番茄对半切备用，芦笋洗净，斜刀切段备用。
3. 烧开水，将芦笋稍微焯烫，捞出。
4. 热油锅，翻炒鸡肉至变色，再放芦笋和小番茄，调入少许盐，拌炒均匀即可。

开始吧！

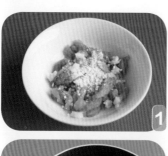

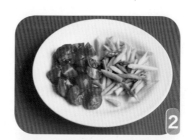

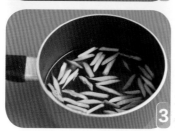

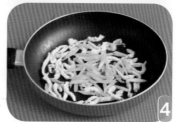

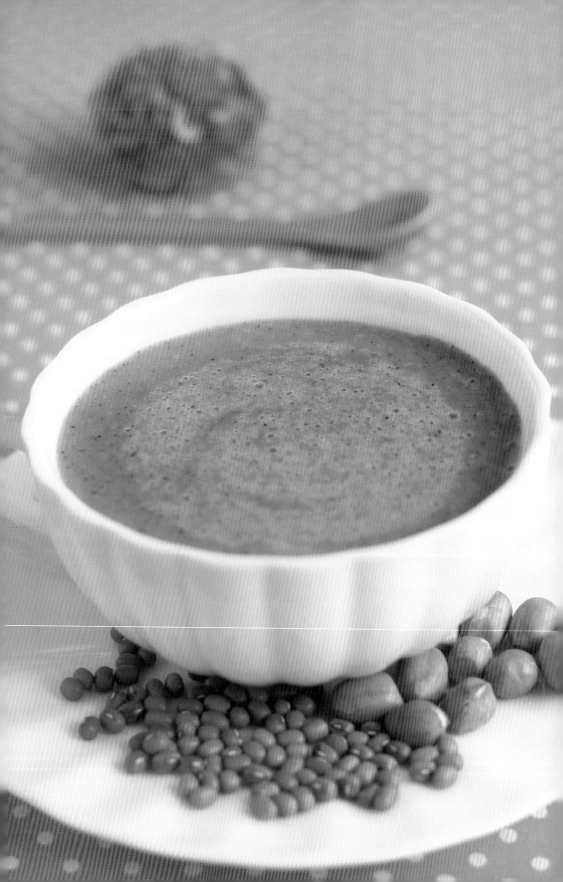

菌香杂粮米糊

 材料

- 黑米 50 克
- 小米 50 克
- 绿豆 50 克
- 燕麦米 50 克
- 花生 1 把
- 白玉菇 1 小把

 做法

1. 将杂粮洗干净，在清水中浸泡一个晚上。
2. 将白玉菇切小段，清洗干净。
3. 将所有食材倒入豆浆机中，加入适量清水，熬煮成糊状。
4. 将菌香杂粮米糊盛入碗中即可。

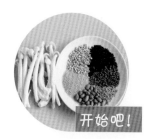

开始吧！

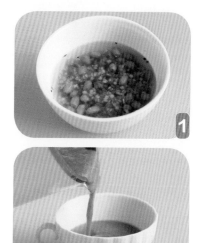

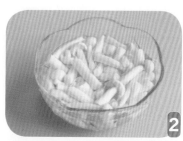

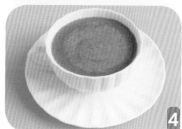

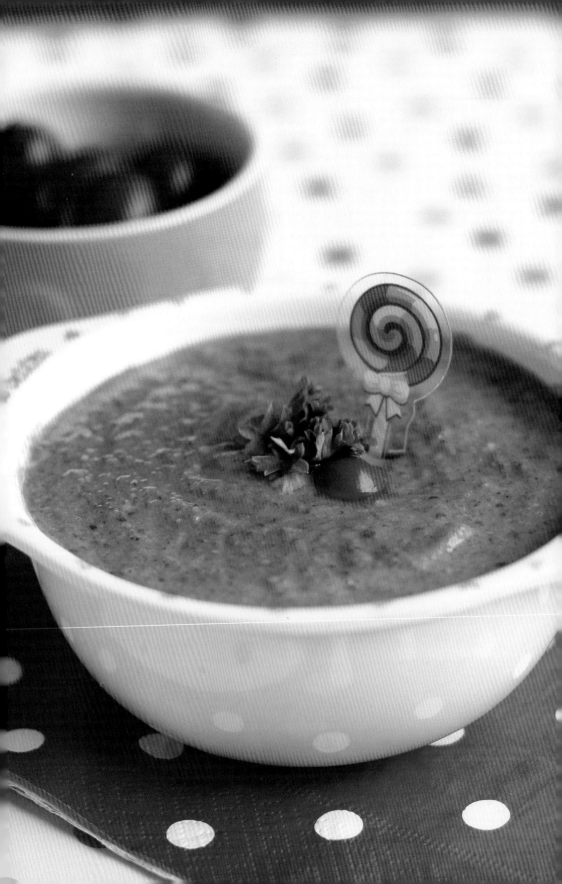

奶香红豆

材料

- 红豆 100 克
- 酸奶 200 毫升
- 白糖适量

做法

1. 红豆洗干净，浸泡一个晚上。
2. 将浸泡好的红豆倒入锅中，加入清水，熬煮成软绵的红豆粥，调入适量白糖。
3. 将红豆捞出，压成红豆泥。
4. 将红豆泥倒入碗中，倒入酸奶。
5. 将酸奶搅拌均匀即可。

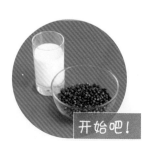

开始吧！

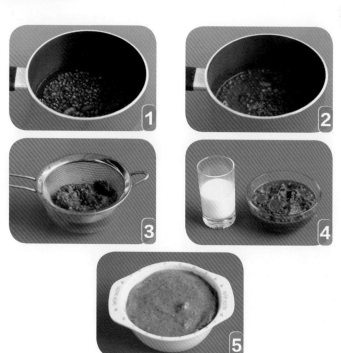

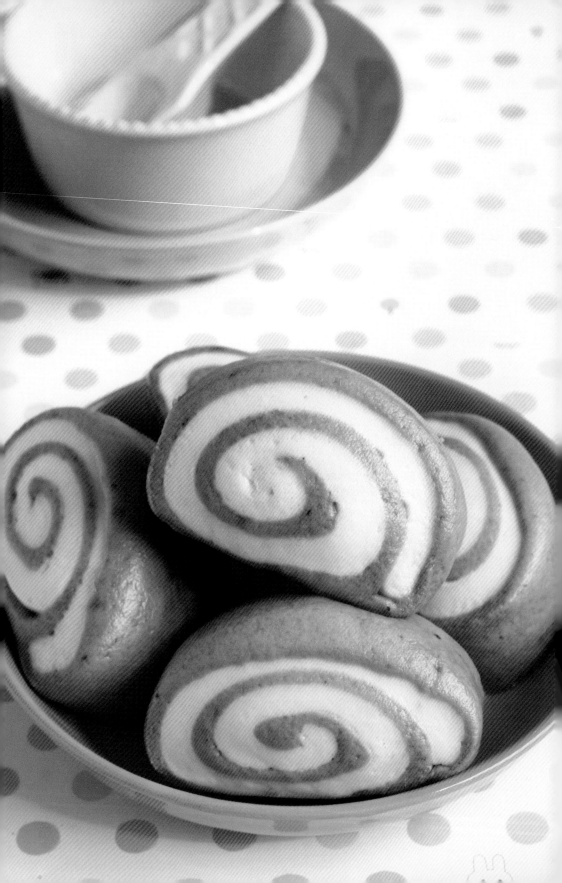

紫薯卷

材料

- 紫薯 80 克
- 面粉 200 克
- 酵母 3 克
- 白糖 15 克

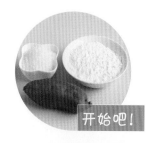

开始吧!

做法

1. 紫薯蒸熟,去皮碾成紫薯泥。

2. 面粉、酵母和白糖分两份,其中一份加入紫薯泥。

3. 揉成紫薯面团,放温暖处发酵至 2 倍大,发酵好的紫薯面团取出后,不断加入面粉揉搓,直到面团切开没有气孔。

4. 白面团按照相同的方法搓揉。

5. 两个面团擀成厚薄均匀、大小相当的面饼,叠放在一起,中间可刷少许水。

6. 面片从上而下卷成圆柱形,再切成小块。

7. 紫薯卷放蒸锅饧 15 分钟后,用中火蒸 15 分钟关火,关火再焖 5 分钟即可。

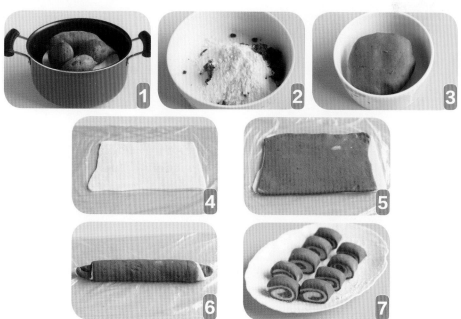

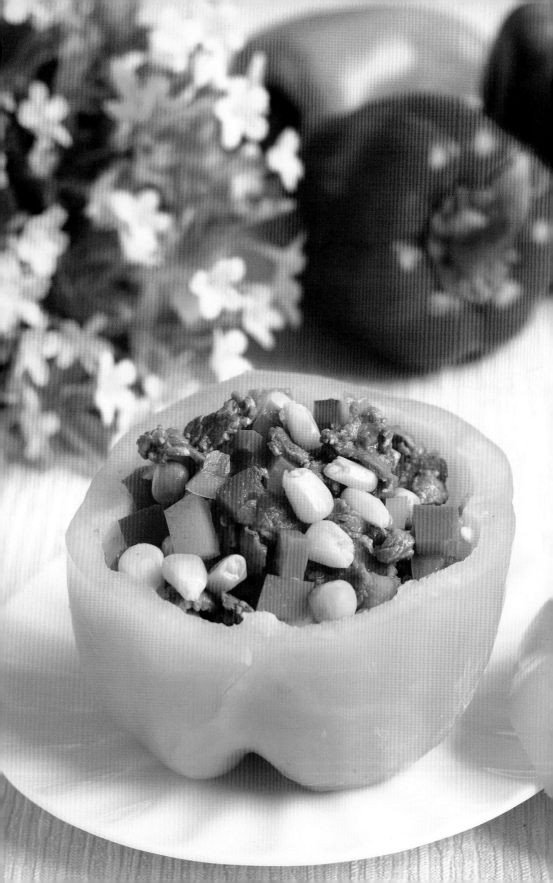

牛肉彩椒盅

 材料

- 牛肉 50 克
- 彩椒 3 个
- 豌豆 20 克
- 玉米粒 20 克
- 胡萝卜 20 克
- 葱少许
- 姜 3 克
- 蒜 5 克
- 食用油少许
- 酱油少许

 做法

1. 取一个彩椒清洗干净，在 1/3 高度切下顶盖，挖去内籽。

2. 牛肉切成小丁。

3. 将豌豆、玉米、胡萝卜和另外两个彩椒切成小丁，葱姜蒜切末。

4. 热油锅，爆香葱姜蒜，炒牛肉丁至变色，盛起备用。

5. 再热油锅，放豌豆、玉米、胡萝卜、彩椒翻炒熟，加入牛肉丁和少许酱油炒匀。

6. 将炒好的牛肉蔬菜丁装入彩椒碗中即可。

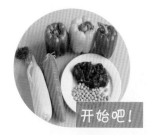

开始吧！

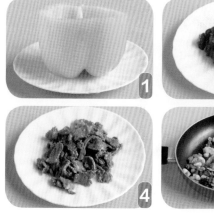

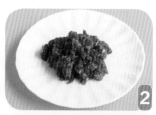

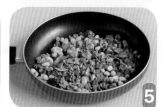

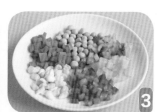

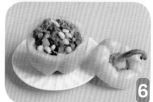

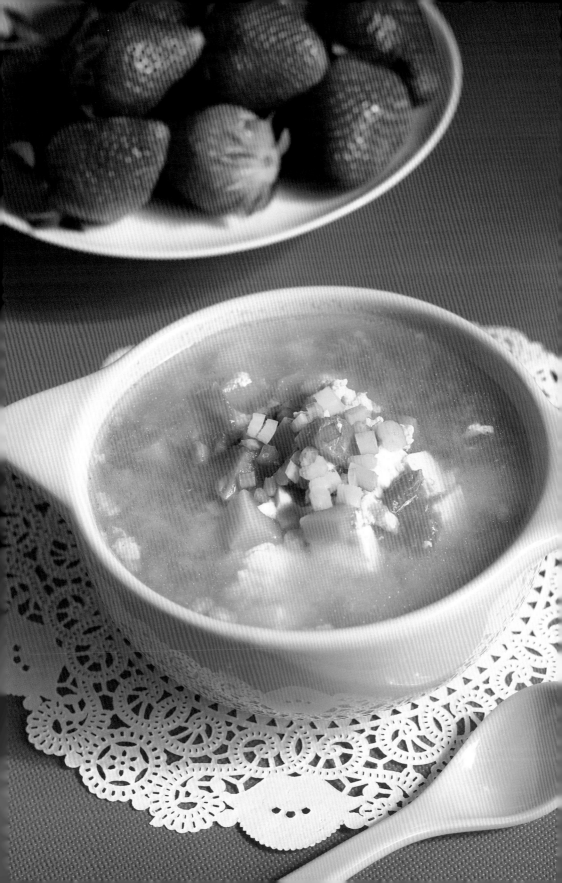

时蔬五彩羹

 材料

- 鸡胸肉半块
- 豆腐 1 大块
- 小南瓜 1 个
- 西红柿 2 个
- 荷兰豆 1 小把
- 鸡蛋 1 个
- 高汤 1 碗
- 盐少许
- 香油少许
- 水淀粉少许
- 白胡椒少许
- 料酒少许

做法

1. 南瓜去皮除籽，洗净切小丁。

2. 豆腐洗净，切小丁。

3. 鸡胸肉洗净，切成小丁，调入少许料酒和白胡椒，腌制 15 分钟。

4. 西红柿洗净切小丁，荷兰豆洗净，撕去老茎。

5. 高汤倒入锅中，加入等量清水大火煮开，放鸡肉丁，煮至变色。

6. 倒入豌豆、豆腐、西红柿、南瓜，煮熟后磕入蛋清，调入少许盐、香油和水淀粉，再次煮开即可。

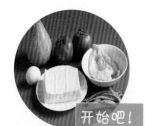

开始吧！

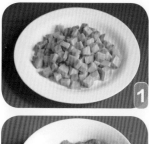

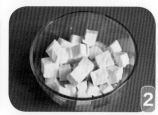

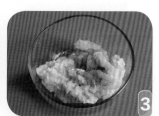

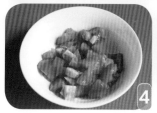

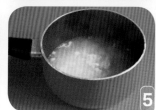

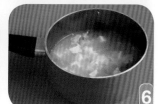

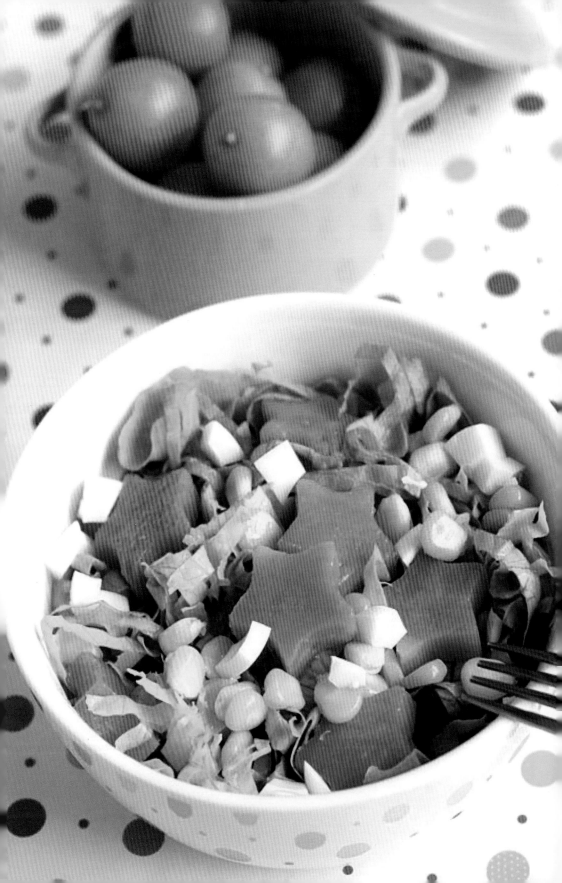

南瓜玉米沙拉

材料

- 南瓜 200 克
- 鸡蛋 1 个
- 玉米 1 根
- 绿叶蔬菜适量
- 橄榄油少许
- 苹果醋少许
- 盐少许

做法

1. 玉米掰粒，洗净后放入沸水中，烫熟后捞出。
2. 鸡蛋煮熟后，切开去蛋黄，留蛋白切碎。
3. 南瓜去皮切小块。
4. 将南瓜蒸熟后，放凉。
5. 热油锅，放入南瓜块煎一下，沥油备用。
6. 蔬菜洗净切丝放入碗中，加入玉米粒和蛋白。
7. 铺上南瓜，调入少许苹果醋和盐，拌匀即可。

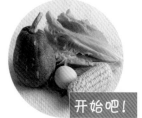

开始吧！

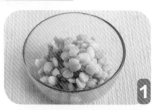

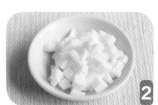

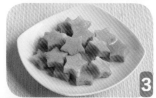

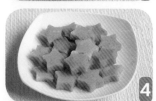

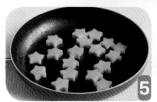

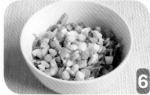

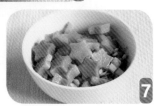

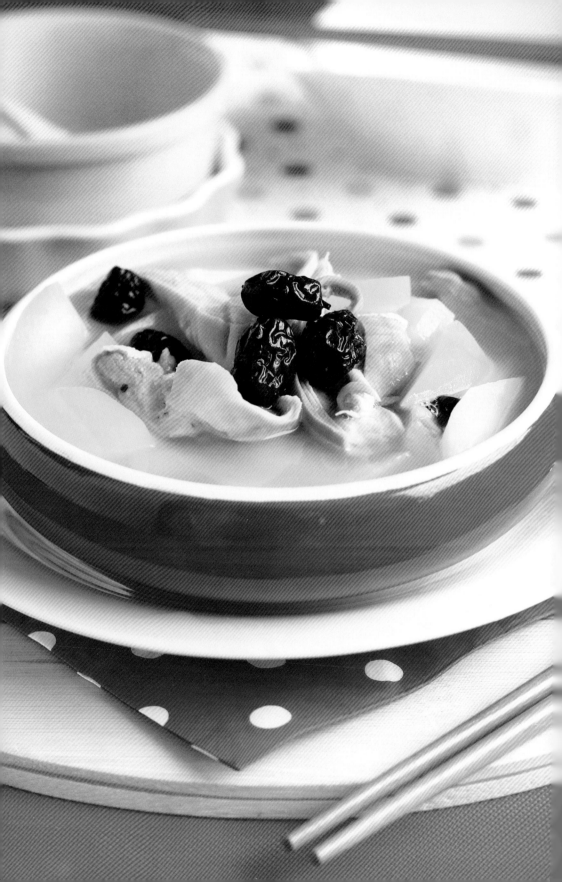

木瓜猪肚汤

材料

- 木瓜 1 个
- 猪肚 1 个
- 陈皮 1/4 块
- 蜜枣 2 个
- 姜 3 片
- 盐少许

做法

1. 猪肚用生粉及盐里外揉搓三遍，刮去肚内残留黏液，洗净。
2. 猪肚放入沸水中滚 2~3 分钟后取出，冲洗干净，切片备用。
3. 木瓜去皮、去核，切厚块。
4. 将猪肚、姜片、陈皮、蜜枣和清水倒入砂锅炖 45 分钟，再放木瓜炖 45 分钟，调入少许盐即可。

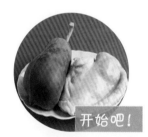

开始吧！

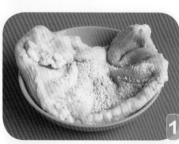

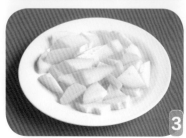

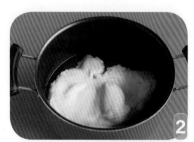

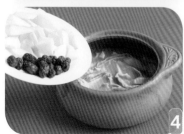

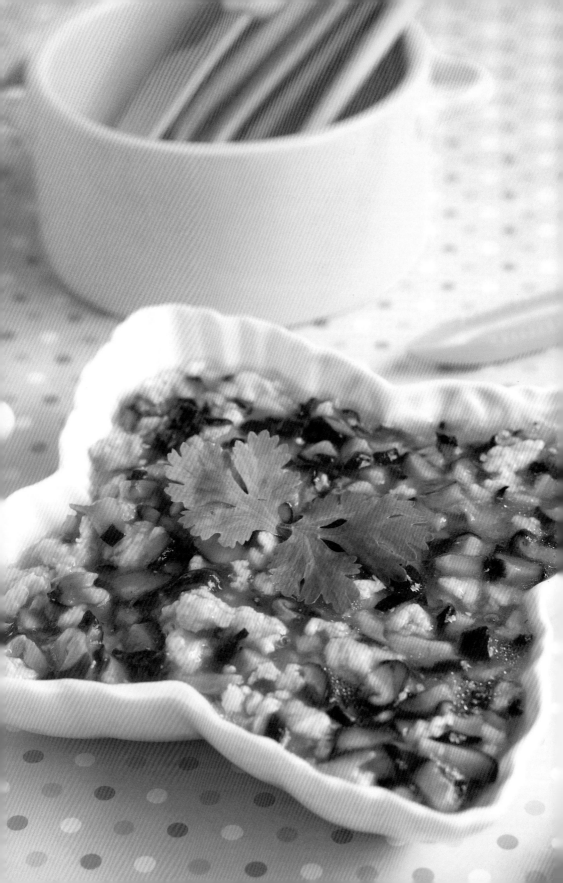

香菇鸡肉茸

材料

- 干香菇 8 个
- 鸡胸肉 1 块
- 橄榄油少许
- 生抽少许
- 水淀粉少许

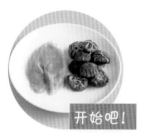

开始吧!

做法

1. 干香菇放入清水中泡发。

2. 鸡胸肉切碎，调入少许橄榄油，拌匀。

3. 泡发好的香菇去蒂，切碎。

4. 热油锅，放入鸡肉碎，煸炒至变色，将鸡肉碎拨到锅的一侧。

5. 锅中倒入香菇碎，煸炒 1 分钟，再和肉碎拌炒。

6. 调入少许生抽，炒匀后再倒水淀粉，煮至浓稠状即可盛出。

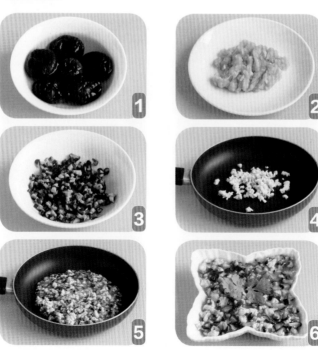

161

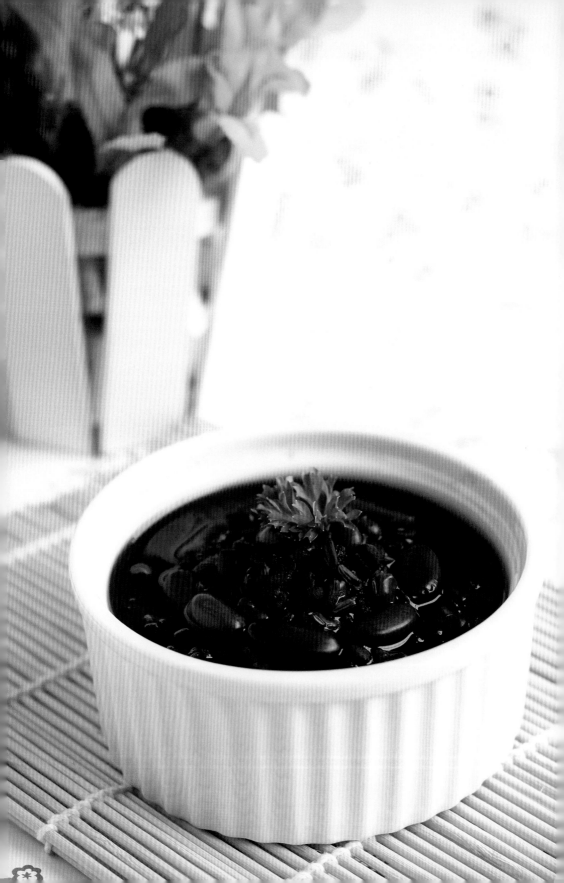

红豆薏仁黑米粥

 材料

- 黑糯米 30 克
- 薏米 30 克
- 红豆 30 克
- 白糖适量

 做法

1. 薏米洗干净后，浸泡一晚。
2. 红豆洗净，浸泡一晚。
3. 黑米洗净，浸泡 2 小时。
4. 泡好的薏米、红豆和黑米倒入锅中，加水熬煮成米粥状，再调白糖拌匀即可。

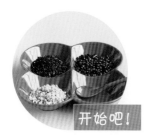

开始吧！

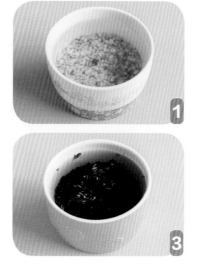

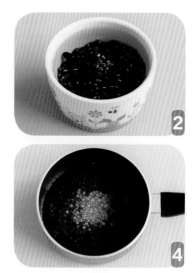

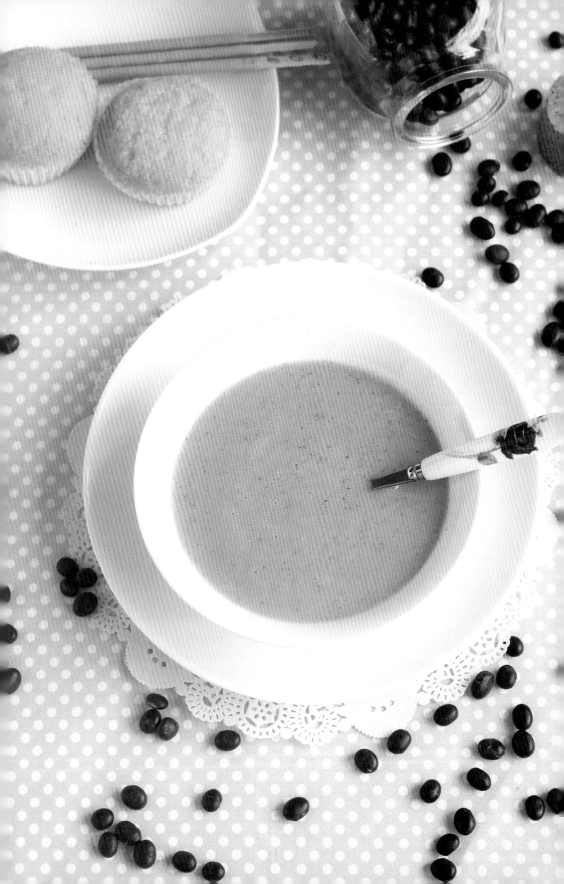

黑豆糯米豆浆

材料

- 黑豆 70 克
- 糯米 30 克
- 白糖适量

做法

1. 黑豆用清水浸泡 6~8 小时，捞出洗净。
2. 糯米淘洗干净。
3. 将黑豆和糯米放入搅拌机中，加水搅打成浆状，滤掉豆渣。
4. 将黑豆糯米豆浆倒入锅中煮熟，调入白糖拌匀。
5. 将煮好的豆浆倒入碗中即可。

营养师点评：包括豆浆在内的豆制品是优质蛋白和钙质的重要来源，自制豆浆也保证了新鲜、安全。但无论是黑豆还是糯米，均应保证在制作过程中充分加热煮熟，以利于消化吸收。糯米的淀粉成分中含有丰富的支链淀粉，在水中加热时易形成高黏度的溶液，冷却的情况下不利于胃肠道的消化与吸收，可能引起消化不良，故应保证热食。

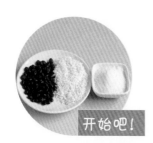

开始吧！

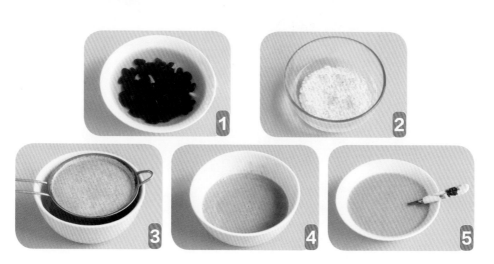

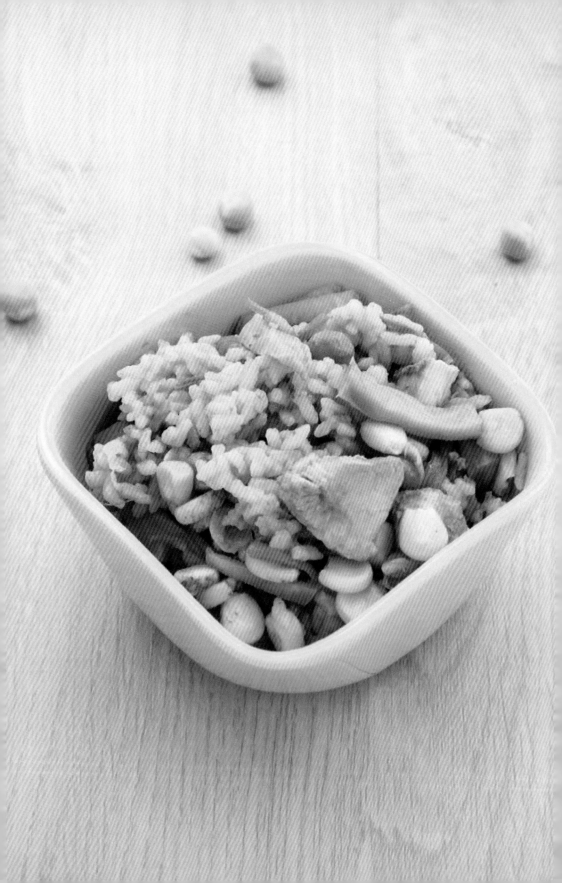

杏鲍菇蒸米饭

材料

- 鸡肉 60 克
- 白米 200 克
- 杏鲍菇 30 克
- 豌豆 30 克
- 胡萝卜 50 克
- 玉米粒 20 克
- 姜 10 克
- 酱油少许

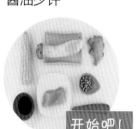

开始吧！

做法

1. 将玉米洗净，掰下玉米粒。
2. 白米洗净后倒入电饭锅。
3. 将少许酱油倒入锅中和米饭搅拌均匀。
4. 将鸡肉切成小块。
5. 加入姜、少许酱油略腌一下。
6. 将杏鲍菇洗干净，切成条状。
7. 胡萝卜洗干净，削皮切成丝。
8. 将杏鲍菇、胡萝卜、豌豆、玉米、鸡肉均匀撒在白米上，加入适量水。
9. 将米饭煮熟即可。

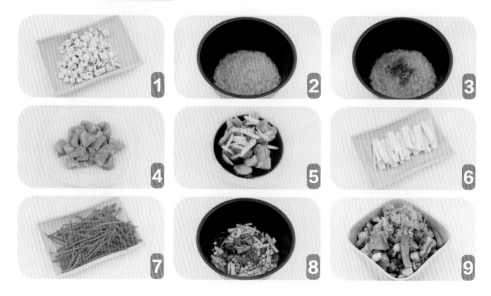

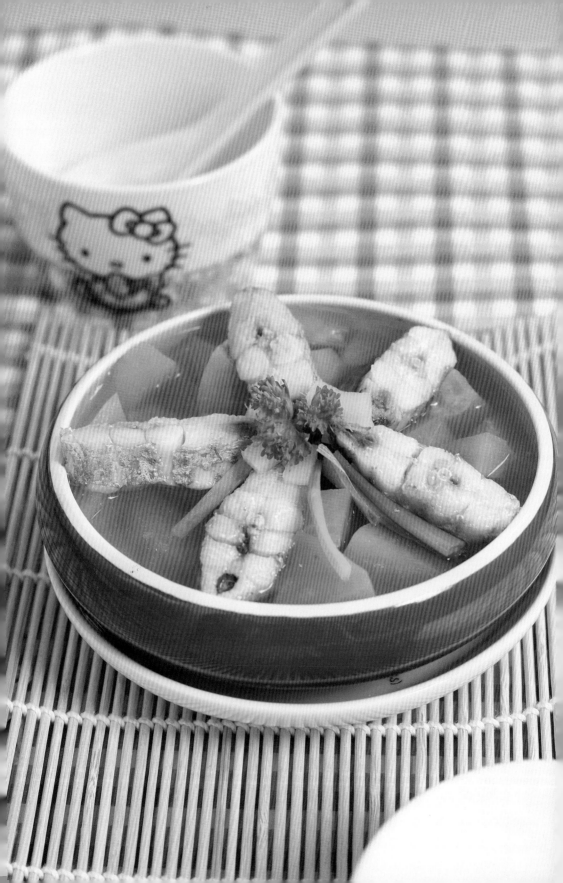

木瓜带鱼

 材料

- 鲜带鱼 350 克
- 生木瓜 400 克
- 葱 1 棵
- 姜 3 片
- 盐少许
- 酱油少许
- 料酒适量

 做法

1. 带鱼处理干净，切成段。

2. 生木瓜洗净，去皮和核，切成块。

3. 锅中倒入适量清水，放入带鱼和木瓜块。

4. 加入葱、姜片，中火焖煮熟后调入少许盐、酱油、料酒。

5. 将煮好的木瓜带鱼盛入碗中即可。

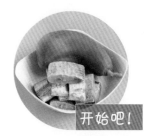

开始吧！

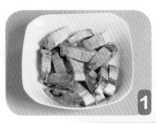

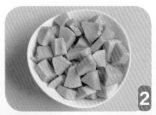

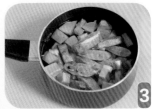

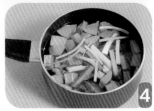

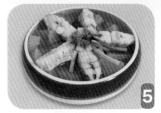

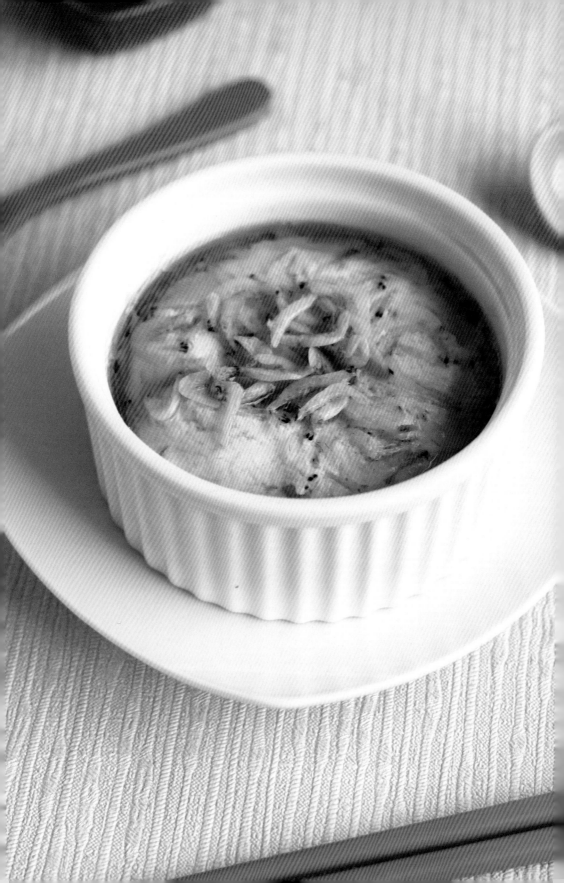

虾皮鸡蛋羹

 材料

- 鸡蛋 2 个
- 虾皮 1 小把
- 酱油少许
- 温水 140 毫升

 做法

1. 鸡蛋打散。
2. 蛋液加温水搅拌均匀。
3. 蛋液过筛后倒入炖盅中。
4. 虾皮用热水烫一下，挤干水分备用。
5. 虾皮放入蛋液中，中火蒸 15 分钟左右，淋上酱油即可。

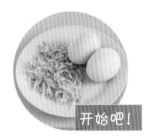

开始吧！

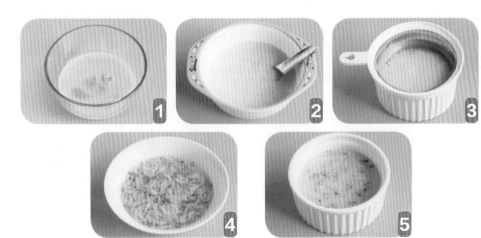

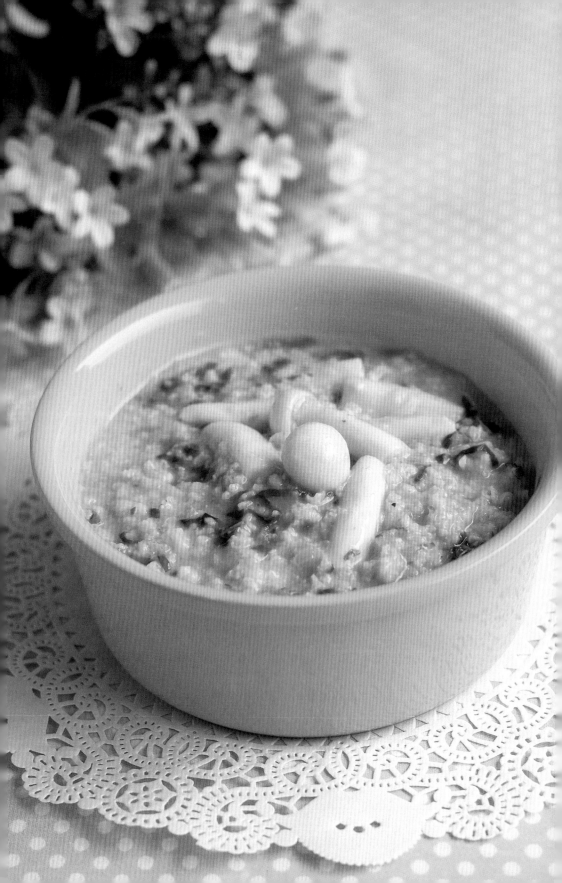

蘑菇菜丝燕麦粥

 材料

- 燕麦 70 克
- 白玉菇 100 克
- 油菜 150 克
- 大蒜 2 瓣
- 高汤 1 碗
- 食用油少许

 做法

1. 大蒜去皮拍碎，热油锅，爆香大蒜。
2. 油菜洗净，切丝。
3. 白玉菇洗净后切小块，和菜丝一起放锅中，煸炒出水分。
4. 白玉菇炒软后，倒入高汤和燕麦。
5. 将燕麦熬煮至软烂的粥，即可盛出。

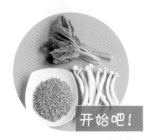
开始吧！

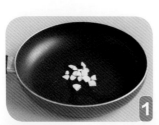
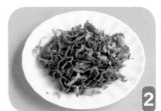
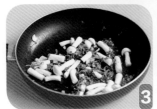
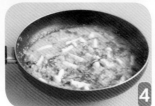
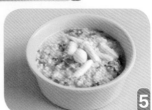

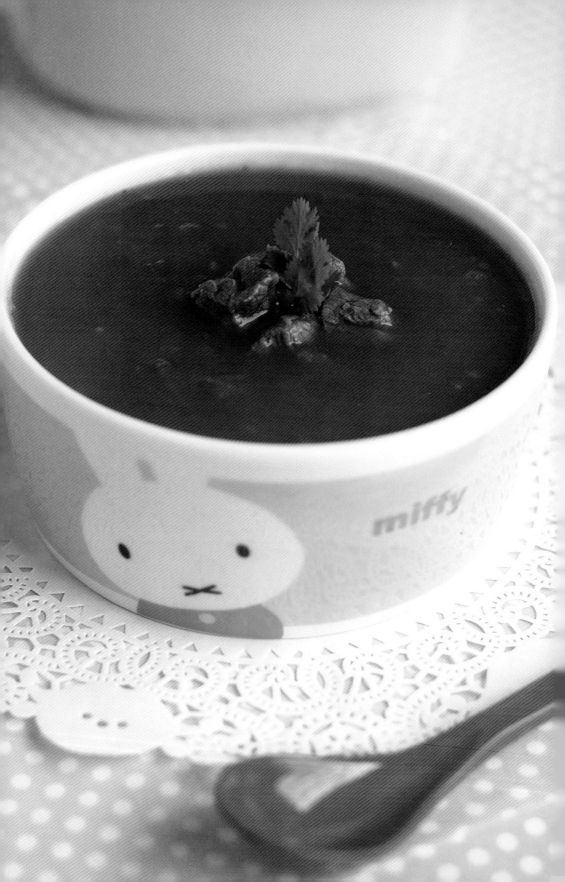

西红柿炖牛腩

材料

- 牛腩肉 400 克
- 西红柿 2 个
- 香菜 1 棵
- 姜 3 片
- 葱花 1 小把
- 食用油少许
- 生抽少许
- 白糖适量

做法

1. 将牛腩切小块，放入沸水略微焯烫，捞出。
2. 牛腩放入高压锅，倒入清水，加入姜片，小火清炖 20 分钟，炖好后捞出肉块，备用。
3. 西红柿去皮，切小丁，香菜洗净、切段。
4. 热油锅，炒香葱花，放入西红柿煸炒至软，倒入牛肉汤。
5. 放入牛腩，中火焖 25 分钟。
6. 调入少许生抽和白糖，焖煮 5 分钟，出锅前撒入香菜末即可。

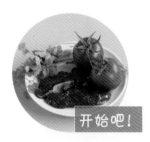

开始吧！

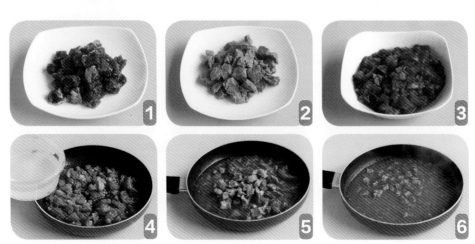

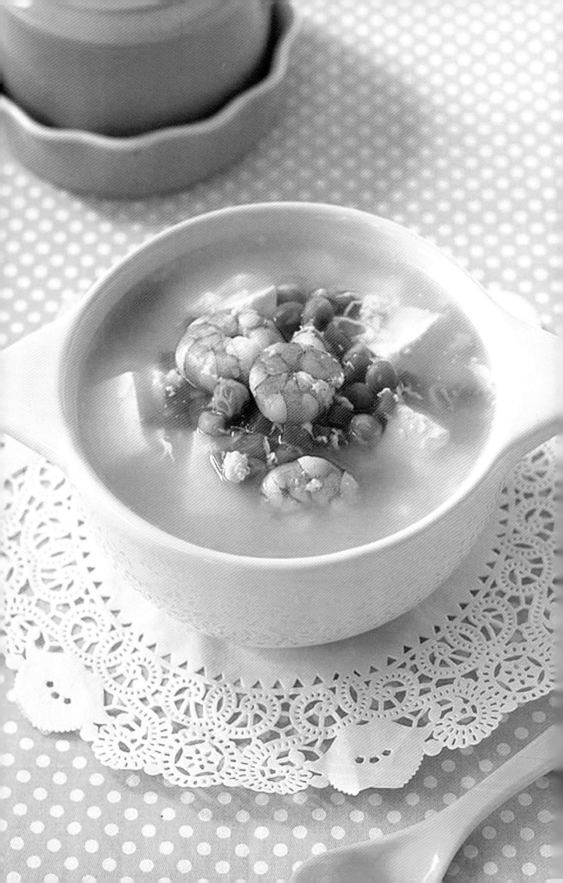

鲜虾豆腐翡翠汤

材料

- 豆腐 1 块
- 虾 3 只
- 鸡蛋 2 个
- 豌豆（煮）适量
- 胡萝卜半根
- 高汤 2 碗
- 盐 1 少许
- 水淀粉少许

做法

1. 豆腐切小块，虾去头去壳后切小块。
2. 胡萝卜去皮，切末。
3. 鸡蛋打散。
4. 高汤倒入锅中煮开，加入胡萝卜、豌豆、豆腐、虾仁，再倒鸡蛋液。
5. 用水淀粉勾芡煮稠，再调入少许盐拌匀即可。

营养师点评：包括鱼、虾类在内的水产可提供优质的蛋白质、钙、磷、锌元素，肉质易消化，可作为优质的动物性食品在膳食中加以安排。深海海产宜选择形体较小的鱼及虾类、贝类等以避免汞污染。淡水水体中，养殖鱼塘、江河湖泊、近海养殖水域的水质较易受到增塑剂、洗涤剂分解产物等的污染，而这些污染物经过在水生生物体内富集后通过被人食用可影响人体健康，是目前导致儿童性早熟可能的途径之一。哺乳的妈妈们应尽量避免食用受污染较严重的淡水水域中捕捞的水生生物。相较而言，深海水产安全性优于淡水水产。

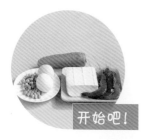

开始吧！

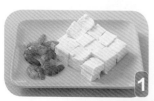

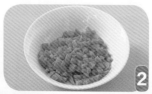

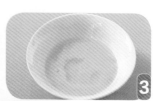

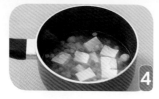

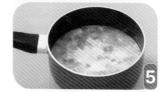

177

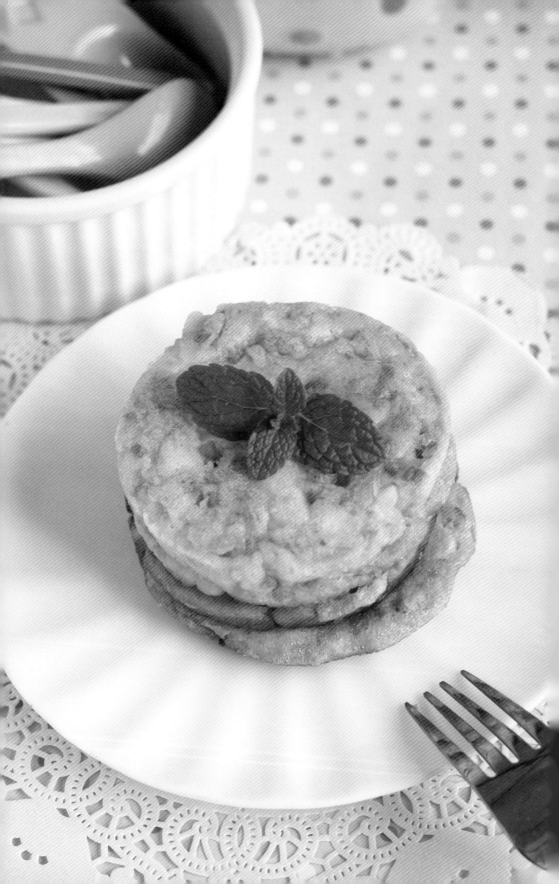

胡萝卜玉米小蛋饼

材料

- 玉米 1 根
- 小麦面粉 100 克
- 胡萝卜 1 根
- 鸡蛋 2 个
- 葱 1 根
- 食用油少许
- 盐少许

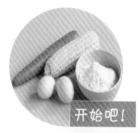

开始吧!

做法

1. 玉米剥粒备用,胡萝卜去皮切小丁。
2. 锅中放适量油,下玉米粒和胡萝卜丁,翻炒 3~4 分钟。
3. 将炒好的玉米粒和胡萝卜丁装入大碗中,磕入鸡蛋,拌匀。
4. 倒入小麦面粉、少许盐和葱,拌匀。
5. 热油锅,舀起一勺面糊,缓缓加入锅中,将面糊摊成小圆饼。
6. 小火煎至面糊凝固,翻个面,继续煎至熟透即可。

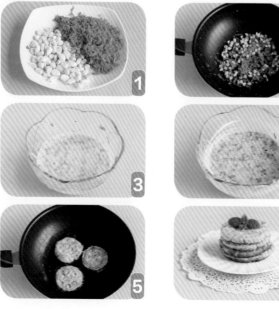

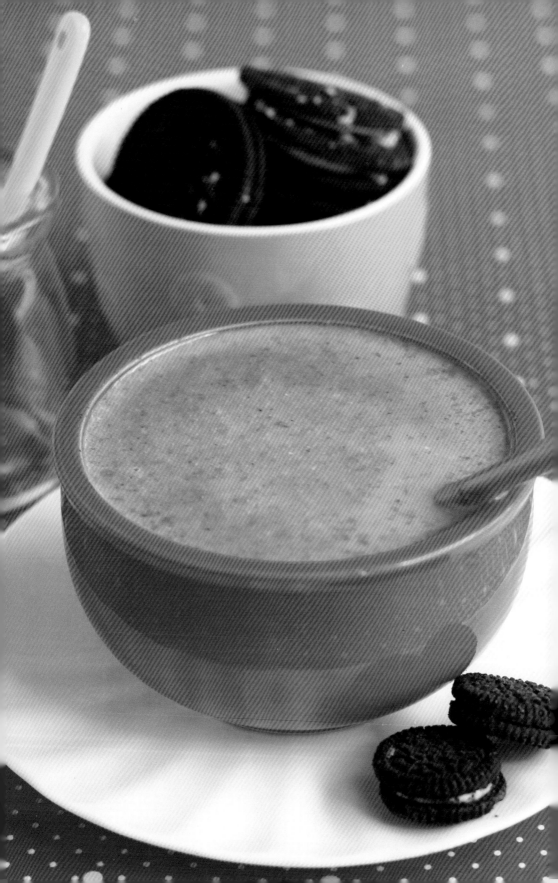

核桃芝麻豆浆

材料
- 黄豆 60 克
- 芝麻 10 克
- 核桃 20 克

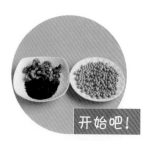

开始吧!

做法
1. 黄豆洗净,用水浸泡一晚上。
2. 核桃仁、黑芝麻洗净,沥干水。
3. 所有原料倒入豆浆机。
4. 加水到 1000 毫升的位置。
5. 将食材煮成浆状。
6. 将煮好的核桃芝麻豆浆盛入杯中即可。

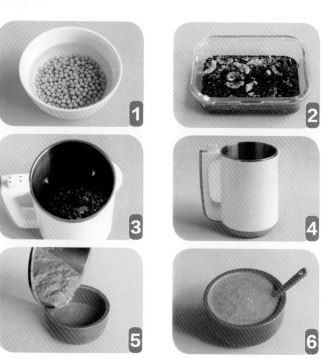

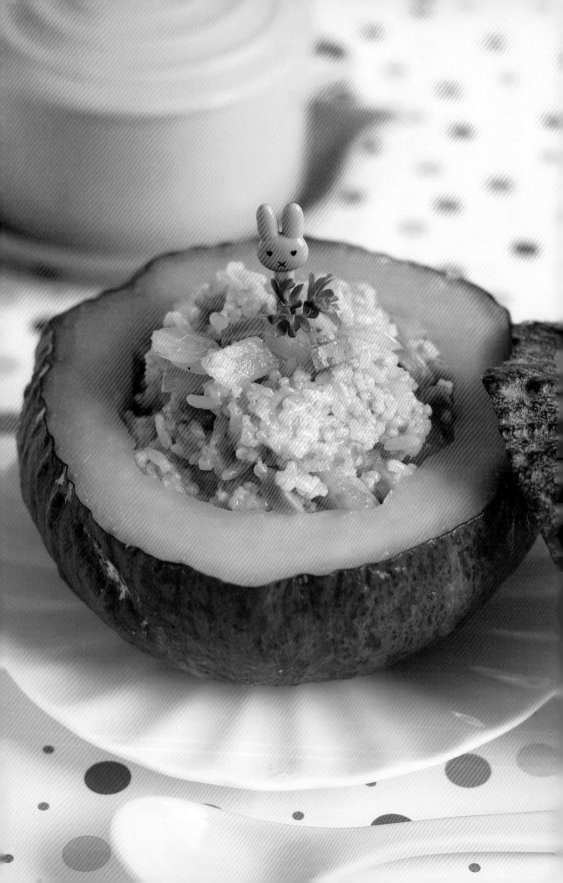

南瓜黄金二米饭

材料

- 小南瓜 1 个
- 火腿肠 1 根
- 洋葱 50 克
- 小米 70 克
- 大米 70 克
- 海鲜汁 30 克

做法

1. 小米和大米用温水浸泡半个小时。

2. 南瓜切去顶部，挖去籽与瓤。

3. 洋葱洗净后切丁，火腿肠切丁。

4. 将大米和小米焖熟成米饭。

5. 热油锅，爆香洋葱，放入火腿肠和米饭，调入海鲜汁炒匀。

6. 将炒好的米饭放入蒸锅中，隔水蒸至南瓜熟透即可。

营养师点评：杂粮膳食纤维含量高，胃排空慢，口感较粗糙，其可与精米、白面混合烹调，以改善胃肠道耐受及口感。从营养的角度出发，建议减少食用火腿肠等食品的量及频率。

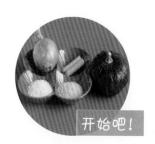

开始吧！

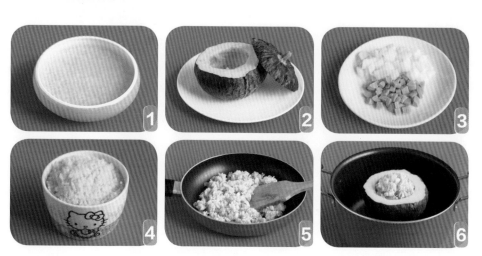

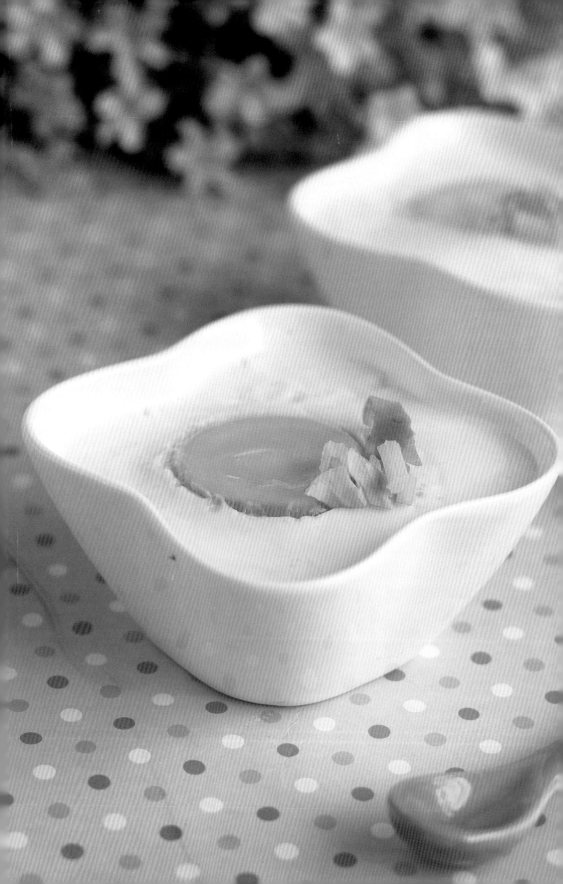

黄金肉脯蛋

材料

- 猪肉末 100 克
- 鸡蛋 2 个
- 蛋清 1 个
- 胡萝卜 1 小块
- 藕 1 小块
- 食用油少许
- 盐少许
- 酱油少许

做法

1. 猪肉末加少许盐、蛋清和食用油拌匀，腌制 30 分钟。
2. 胡萝卜和藕去皮，切末。
3. 肉末中加入胡萝卜和藕，拌匀。
4. 肉末填入碗中 8 分满，上锅蒸 30 分钟。
5. 取出后各打入 1 个鸡蛋。继续上锅蒸 2~3 分钟。
6. 将蒸好的肉脯蛋取出，吃时淋少许酱油。

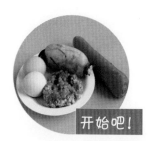

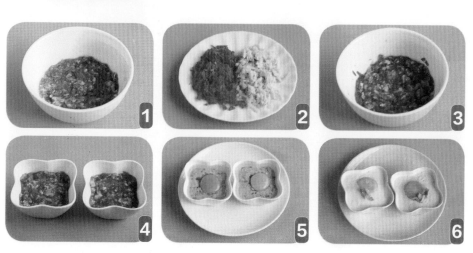

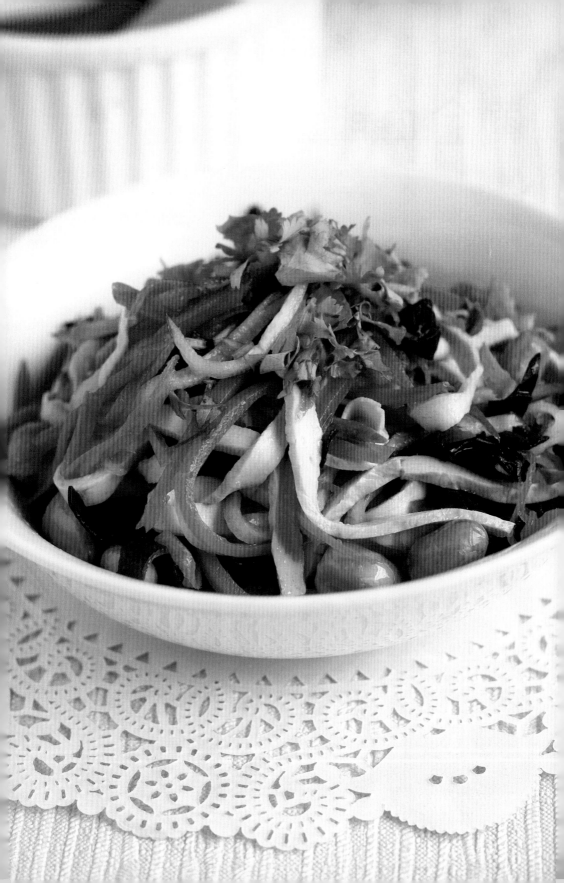

爽口素杂拌

材料

- 胡萝卜半根
- 黄瓜半根
- 干木耳5个
- 豆腐皮半张
- 炸花生50克
- 生抽少许
- 香油少许
- 白醋少许

做法

1. 豆腐皮切成等长的丝，放入沸水中焯烫熟捞出。
2. 干木耳泡发后，切丝，焯烫熟。
3. 胡萝卜去皮切丝。
4. 黄瓜去皮切成丝。
5. 大碗中放入木耳和胡萝卜。
6. 再放入黄瓜、豆腐皮、炸花生。
7. 调入少许生抽、香油、白醋，搅拌均匀即可。

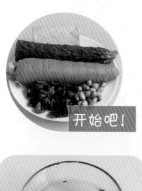

开始吧！

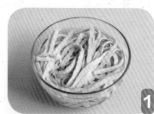

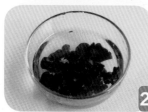
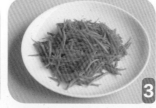
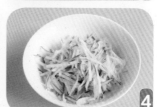

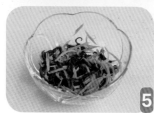
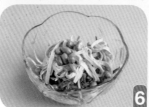
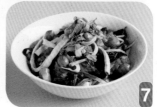

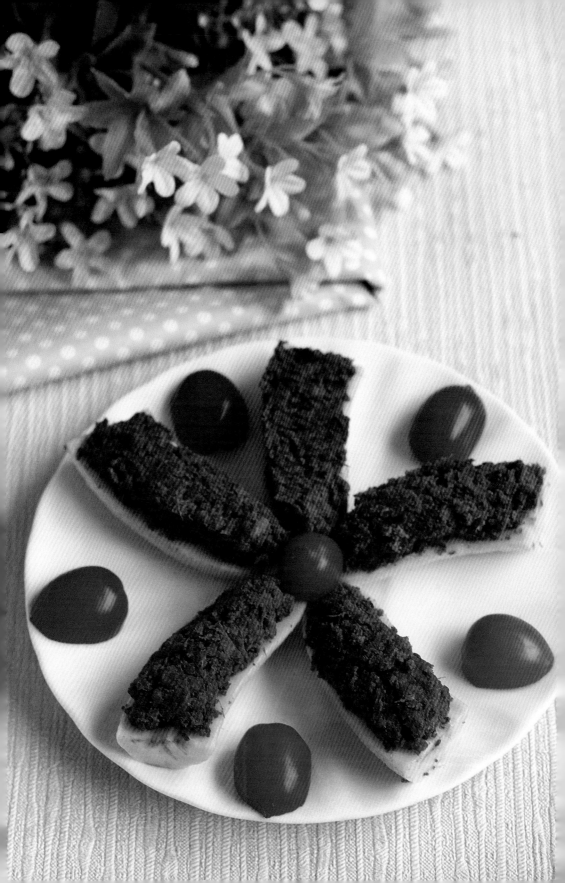

香蕉紫薯沙拉

 材料

- 紫薯 100 克
- 香蕉 2 根
- 圣女果 1 把

 做法

1. 紫薯蒸熟，去皮后压成泥状。
2. 香蕉去皮，用小刀切去两端，横着挖去中间果肉的 1/3。
3. 将紫薯泥填在香蕉挖空的部分。
4. 圣女果洗干净，对半切开，装饰在盘中即可。

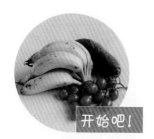

开始吧！

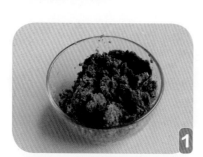

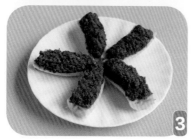

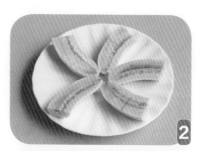

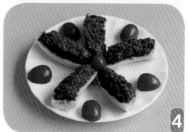

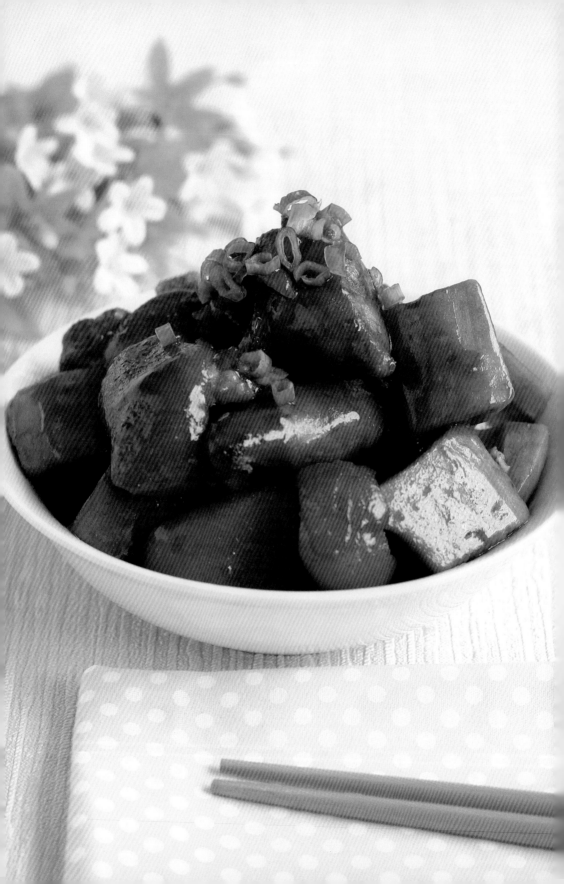

莲藕焖猪手

材料

- 猪蹄2只
- 藕1节
- 葱2段
- 姜6片
- 料酒少许
- 食用油少许
- 盐少许
- 老抽少许
- 腐乳适量
- 胡椒粉少许

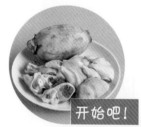

开始吧！

做法

1. 猪蹄洗净剁小块，烧开水，放入姜片和料酒，将猪蹄略微焯烫后捞出。

2. 热油锅，放葱和姜炒香，再煎猪蹄至两面微黄。

3. 藕去皮，切小块，放入锅中和猪蹄翻炒。

4. 调入少许盐、老抽、腐乳，加入淹没猪蹄的清水，盖上锅盖，将猪蹄和莲藕焖熟。

5. 焖熟后调入少许胡椒粉即可。

营养师点评：莲藕作为根茎类食物，含有丰富的淀粉成分，可一定程度视作和米饭、面食类似的主食。在意体重的妈妈如果食用了较多的莲藕，当顿的米面类主食就应酌情减少，以控制全天的热量不超标。猪蹄是传统的"催奶"食品，但其含有大量的动物饱和脂肪，进食过多也会带来过度的油脂摄入，应适量为宜。

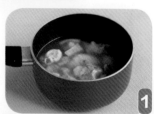

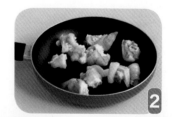

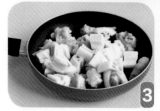

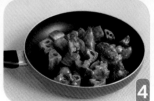

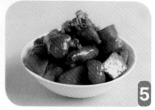

191

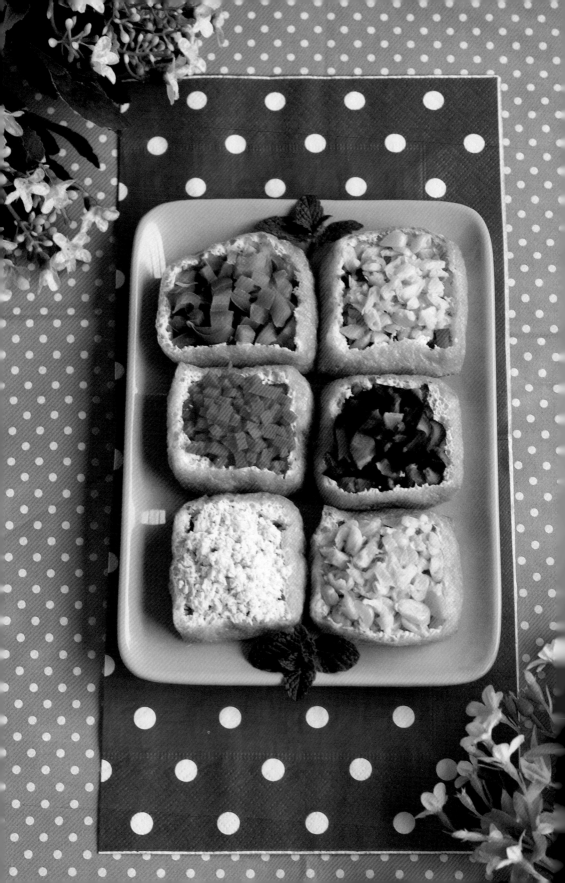

豆腐蔬菜羹

 材料

- 豆腐泡 100 克
- 猪肉末 40 克
- 胡萝卜 20 克
- 青椒 20 克
- 香菇 20 克
- 玉米粒 20 克
- 盐少许
- 香油少许
- 酱油少许
- 胡椒粉少许

 做法

1. 豆腐泡切开一边，用小匙挖去中间的豆腐，做成豆腐盒子。
2. 将挖出的豆腐、香菇、胡萝卜、青椒、玉米粒剁碎，加少许盐和胡椒粉分别拌好。
3. 猪肉末调入少许盐、香油、酱油、胡椒粉，拌匀。
4. 肉末填入豆腐泡盒子 5 分满的位置。
5. 填上蔬菜，盖上豆腐盖，放入蒸锅蒸熟即可。

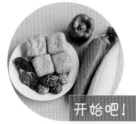

开始吧！

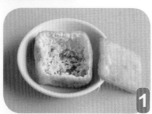

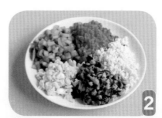

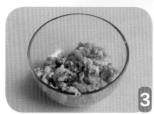

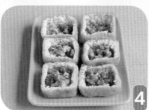

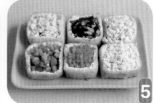

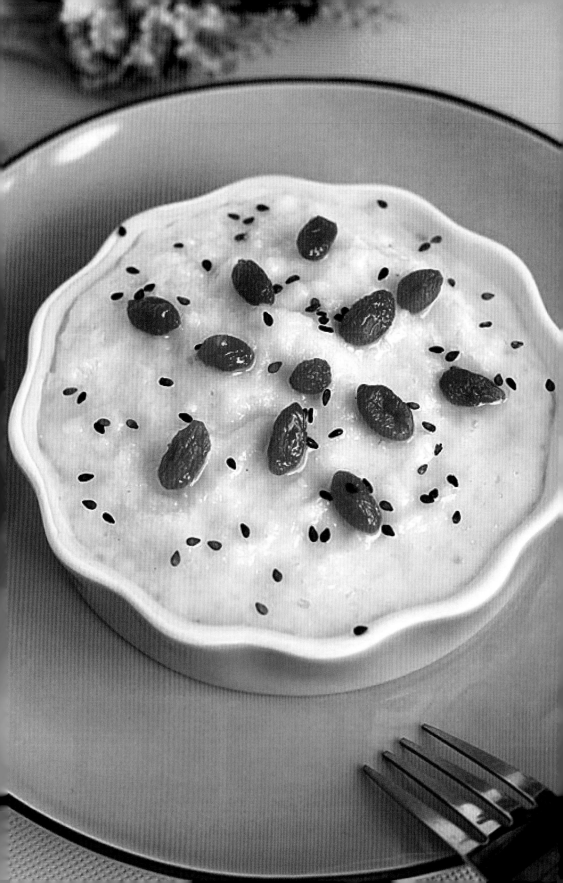

枸杞山药蒸糕

材料

- 山药 100 克
- 米粉 185 克
- 牛奶 100 毫升
- 枸杞子 1 小把
- 芝麻（熟）1 小把
- 蜂蜜适量

做法

1. 山药削皮洗净，切成小块，放入搅拌机里搅成泥。
2. 往山药泥中加入牛奶、蜂蜜、米粉。
3. 充分搅拌均匀。
4. 将拌好的米粉山药糊倒入容器中。
5. 撒上枸杞，将山药糕蒸熟后淋上蜂蜜，撒上芝麻即可。

营养师点评：应优选蒸、煮、炖的食品，减少煎、炸、炒、烤类烹调方式，少油少糖，利于恢复健康体重。

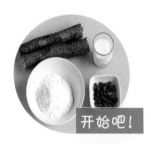

开始吧！

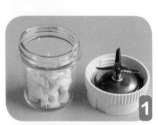

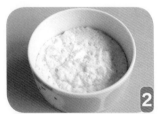

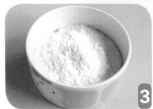

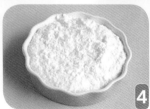

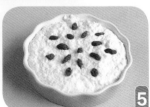

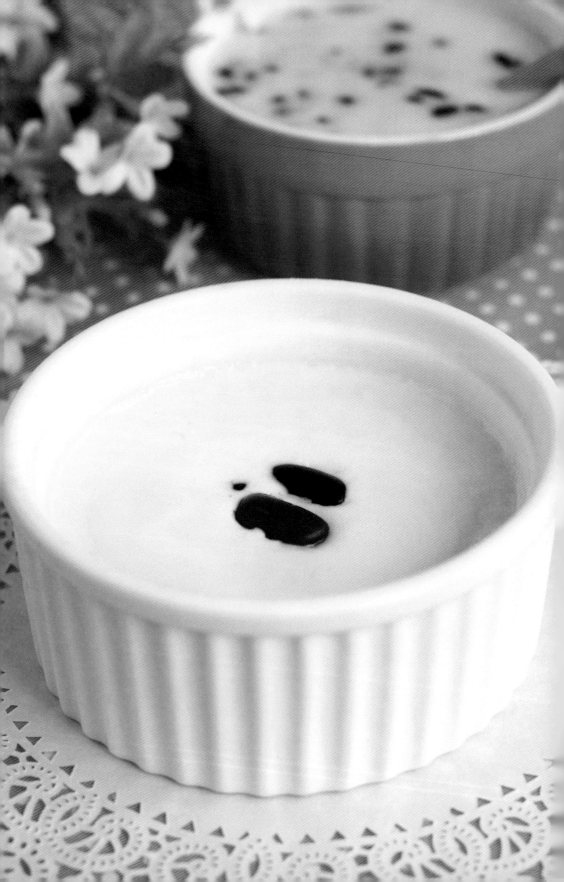

红豆双皮奶

 材料

- 牛奶 250 毫升
- 鸡蛋 1 个
- 蜜红豆 1 小把
- 白糖适量

 做法

1. 鸡蛋白磕入碗中，加入适量白糖，打匀。

2. 牛奶倒入碗中，盖上保鲜膜，大火蒸 10 分钟后取下保鲜膜，放温凉，这时牛奶上会结一层厚厚的膜，用小刀从碗边划一个三厘米的口子。

3. 将牛奶缓缓从口中倒出，不要完全倒干净，要留下 1/4。

4. 将倒出的牛奶和蛋白充分混合，过一下筛，将处理好的牛奶再从刚刚划开的小口中倒回去，铺上蜜红豆，盖上保鲜膜，中小火蒸 15 分钟。

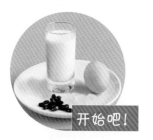

开始吧！

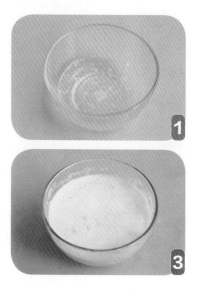

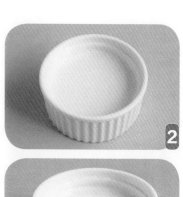

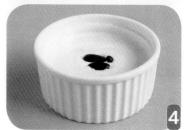

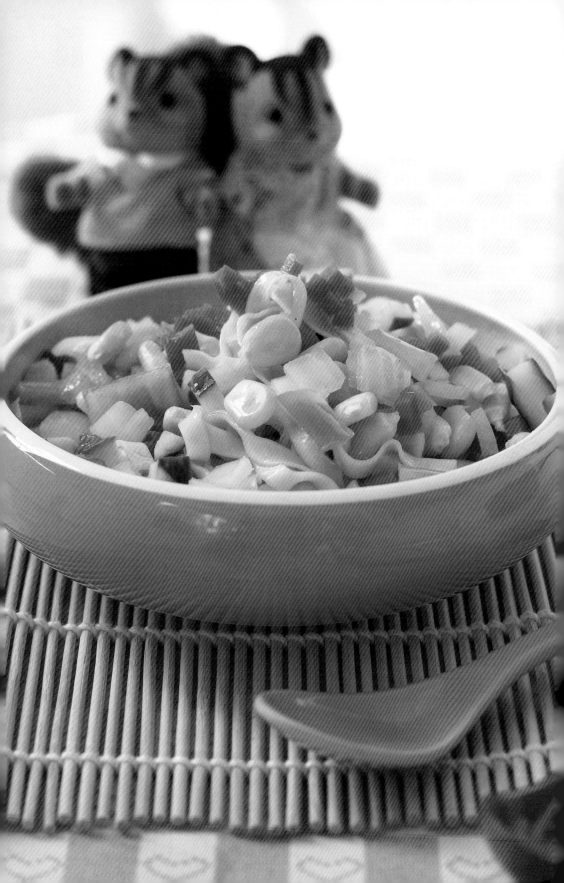

五彩干薄面丝

 材料

- 薄面 200 克
- 红椒 2 根
- 绿椒 1 根
- 黄瓜 1 根
- 玉米 1 根
- 胡萝卜 1 根
- 洋葱半个
- 香油少许
- 食用油少许
- 盐少许

做法

1. 薄面放入沸水中, 焯烫熟后捞出, 拌入香油。
2. 热油锅, 炒香洋葱丁。
3. 红椒和绿椒切丁, 胡萝卜去皮切丁, 调入少许盐炒熟。
4. 玉米掰粒, 黄瓜切丁, 放入沸水中, 调入少许盐焯烫熟。
5. 将洋葱、彩椒、胡萝卜、玉米和黄瓜铺在面条上即可。

营养师点评: 各种深绿色、橙黄色的蔬菜搭配食用, 有利于维生素 K、各种类胡萝卜素、花青素等多种有益营养成分的全面均衡补充。

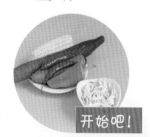
开始吧！

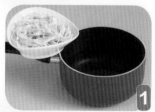
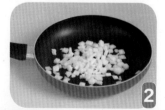
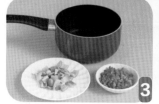
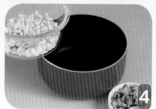
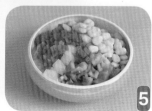

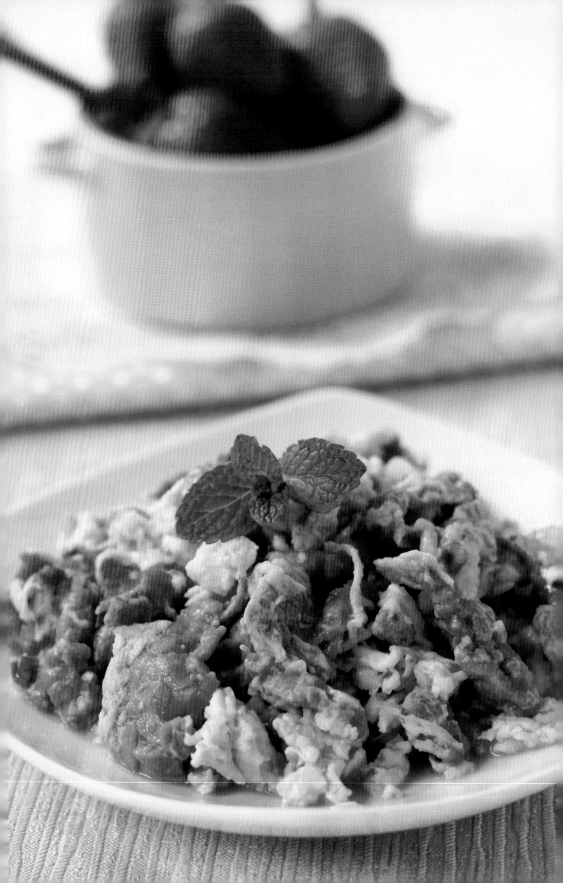

滑蛋牛肉

材料

- 牛肉 200 克
- 鸡蛋 2 个
- 葱 1 棵
- 食用油少许
- 盐少许
- 生抽少许
- 淀粉少许
- 白糖适量
- 胡椒粉少许
- 苏打粉适量

做法

1. 牛肉用刀背拍松，切薄片，加少许生抽、白糖、苏打粉、淀粉、清水、食用油腌制 30 分钟。
2. 热油锅，将牛肉片炒至 8 分熟，捞出。
3. 鸡蛋打散，加入葱花、少许盐、胡椒粉调匀。
4. 将炒好的牛肉倒入鸡蛋液中。
5. 热油锅，倒入牛肉蛋液，炒至鸡蛋凝固，关火。
6. 将炒好的滑蛋牛肉盛入盘中即可。

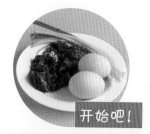

开始吧！

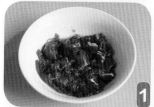
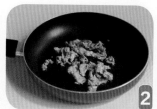
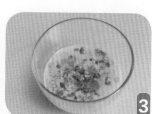
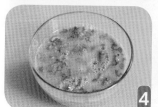
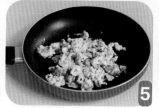
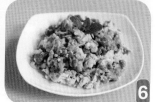

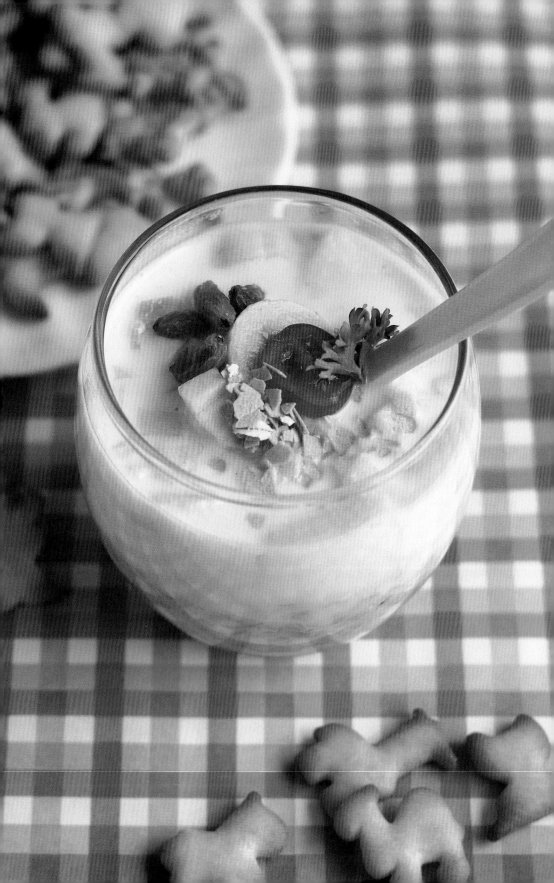

水果燕麦牛奶

材料
- 即食燕麦 2 汤匙
- 牛奶 250 毫升
- 苹果 1/4 个
- 香蕉 1/2 根
- 葡萄干 1 小把
- 热开水适量

做法
1. 杯中倒入适量即食燕麦。
2. 燕麦片用半杯热开水冲泡。
3. 鲜奶加入燕麦片中拌匀。
4. 将苹果、香蕉切片。
5. 牛奶燕麦中加入香蕉，苹果，撒上葡萄干即可。

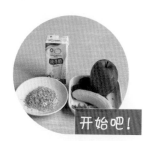

开始吧！

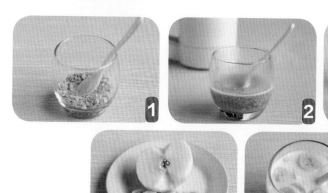

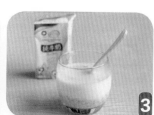

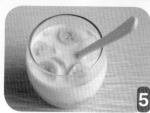

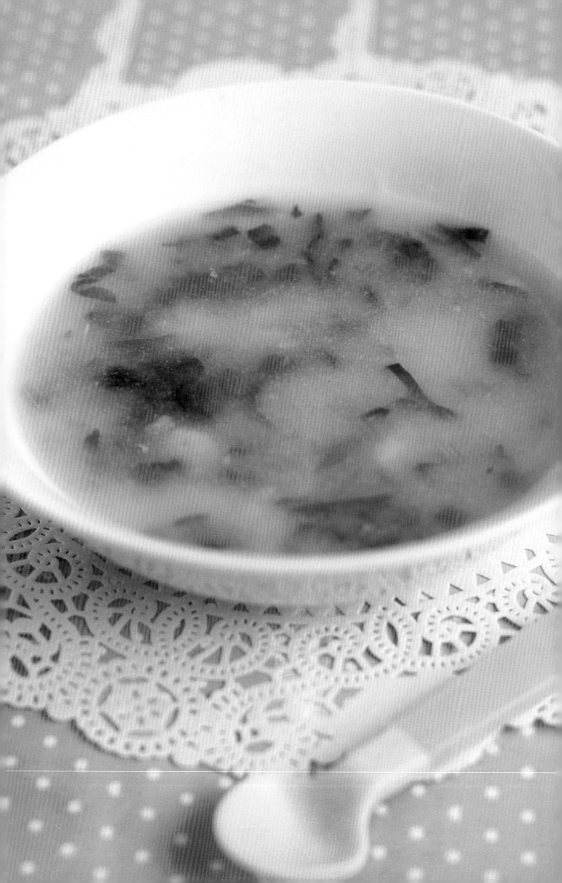

玉米面粥

 材料

- 玉米面 50 克
- 胡萝卜 1/2 根
- 玉米粒 20 克
- 菠菜少许
- 虾仁 3 只

 做法

1. 胡萝卜去皮切粒，和玉米粒焯烫熟。
2. 菠菜洗净，切碎，虾仁切丁。
3. 玉米面用开水冲调成糊状，倒入锅中，加入蔬菜和虾仁煮熟。
4. 将煮好的玉米面粥倒入碗中即可。

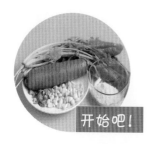

开始吧！

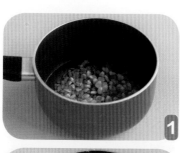

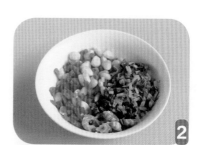

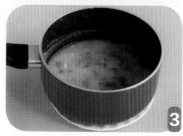

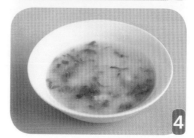

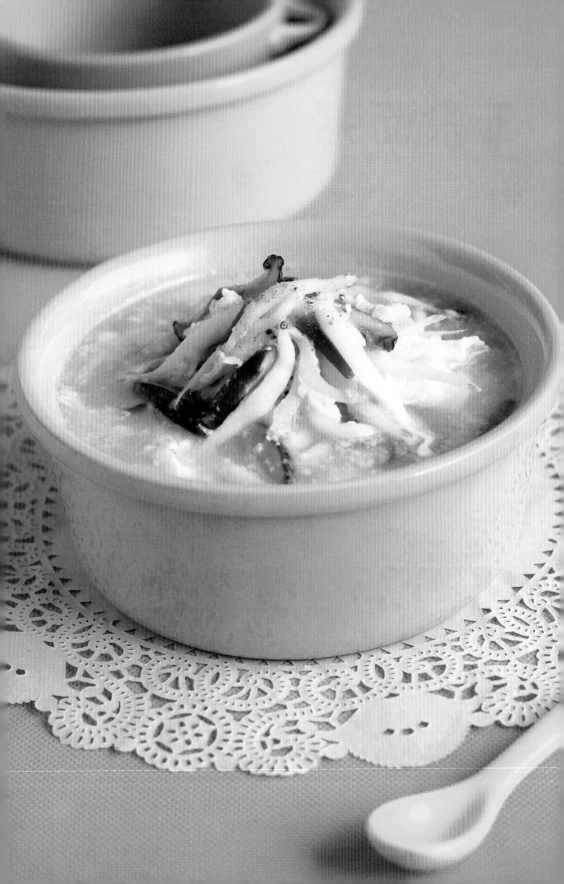

三丝银鱼羹

 材料

- 银鱼 100 克
- 鸡蛋 2 个
- 干香菇 3 朵
- 小葱 3 根
- 食用油少许
- 淀粉适量
- 盐少许

 做法

1. 银鱼洗净，加蛋清拌匀。

2. 香菇提前泡发，切成丝；葱切段；淀粉加水调成水淀粉。

3. 热油锅，把香菇丝快速煸炒，再倒入适量清水。

4. 煮开后加银鱼，倒入水淀粉勾芡汁。

5. 煮熟后，调入少许盐拌匀，撒上葱段。

6. 将煮好的三丝银鱼羹盛入碗中即可。

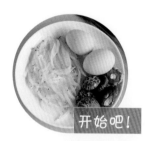

开始吧！

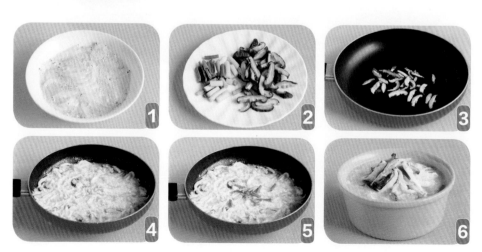

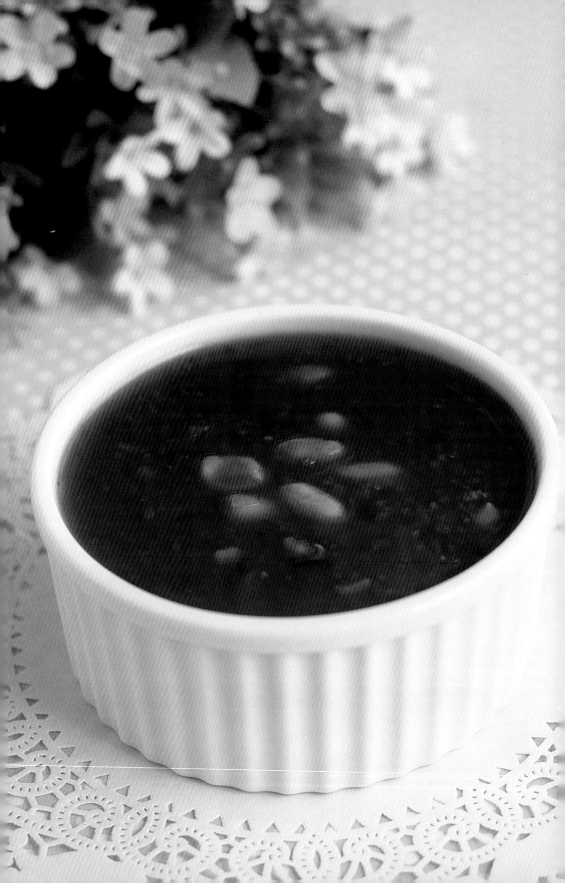

补血养生杂粮粥

材料

- 紫米 30 克
- 黑米 30 克
- 花生 30 克
- 小米 30 克
- 玉米 30 克
- 红米 30 克
- 糙米 30 克
- 眉豆 30 克
- 赤小豆 30 克
- 红糖适量
- 蜂蜜适量

做法

1. 将所有材料冲洗干净，水中浸泡一晚。
2. 将泡好的杂粮倒入锅中，加入适量清水。
3. 大火煮开后，转小火熬煮 2 个小时。
4. 杂粮粥放温后，调入蜂蜜拌匀即可。

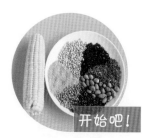

开始吧！

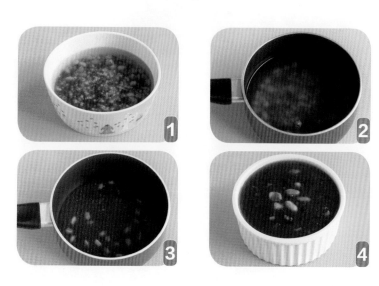

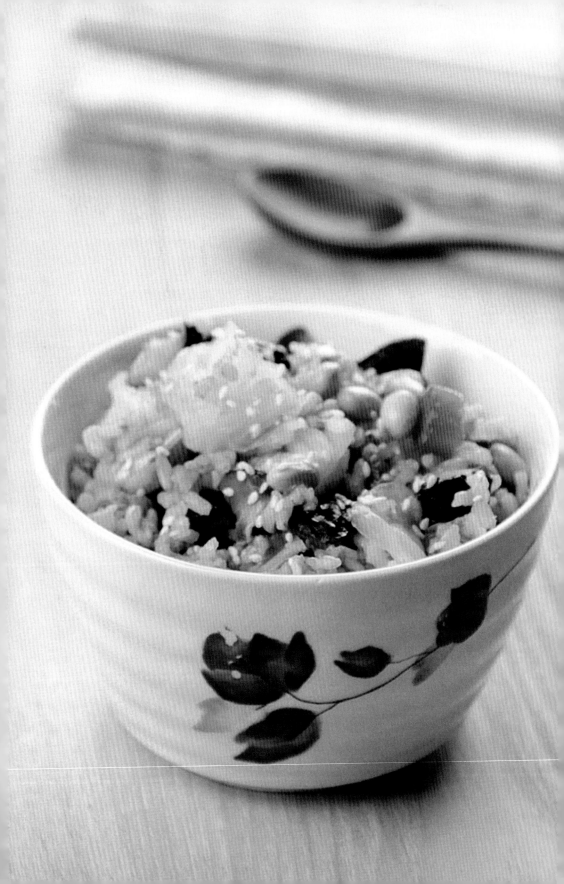

香蔬黄豆饭

 材料

- 糙米 200 克
- 黄豆 100 克
- 卷心菜 50 克
- 胡萝卜 30 克
- 香菇 3 朵
- 熟白芝麻少许
- 酱油少许

做法

1. 将黄豆和糙米洗干净，放入清水中浸泡 8 个小时。
2. 卷心菜洗干净，切成小块。
3. 胡萝卜去皮洗净后，切成丁，香菇洗净去蒂，切成丁。
4. 将黄豆和糙米放入电饭锅中。
5. 电饭锅中加入蔬菜食材，倒入适量清水，煮成杂蔬黄豆饭。
6. 饭煮好后，淋上酱油，撒上白芝麻即可。

营养师点评：为了控制食盐的摄入，可减少甚至不用淋酱油。

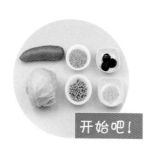

开始吧！

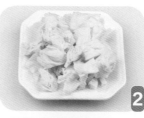
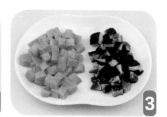
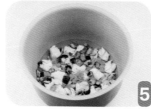
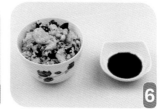
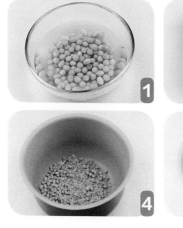

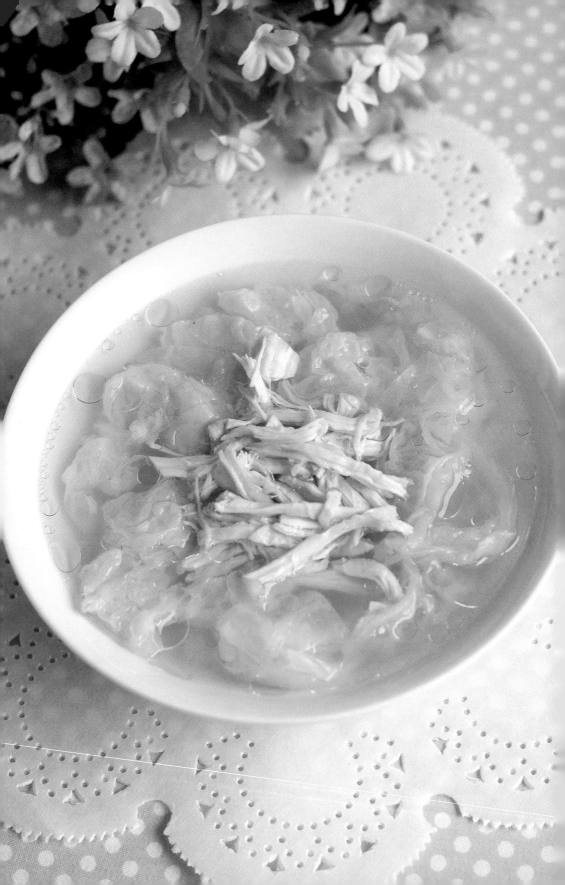

鸡丝娃娃菜

 材料

- 娃娃菜 200 克
- 鸡肉 30 克
- 鸡汤 800 毫升
- 盐少许

 做法

1. 娃娃菜洗净后，整颗竖向切几刀，散开菜叶。
2. 鸡肉焯烫熟，捞出，撕成鸡丝。
3. 锅中倒入鸡汤，放入娃娃菜焯烫 3 分钟，调入少许盐，拌匀。
4. 将鸡汤和娃娃菜倒入碗中。
5. 鸡丝铺在菜上面即可。

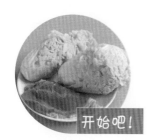

开始吧！

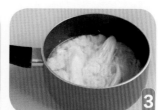

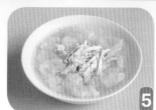

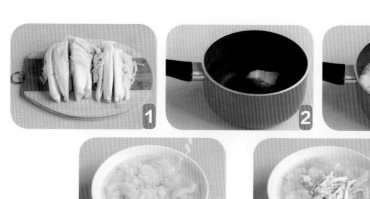

213

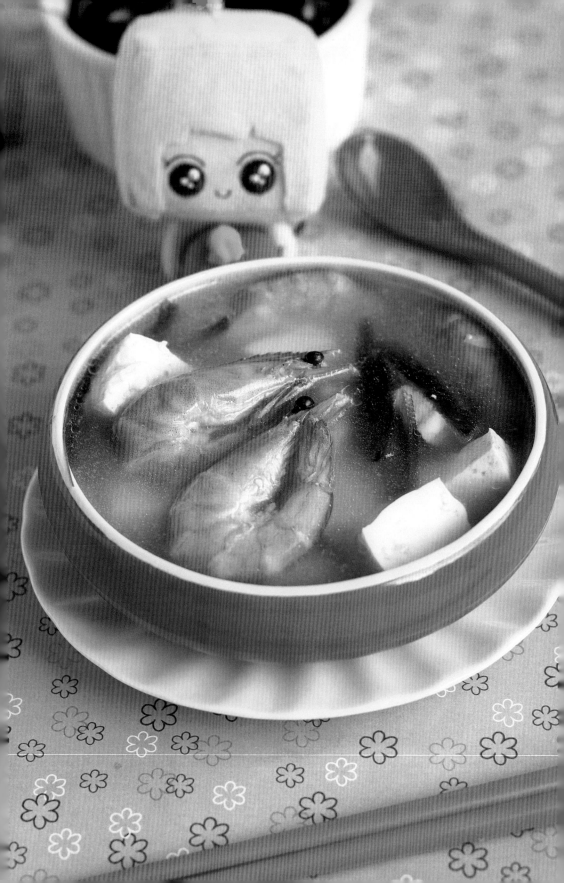

豆腐海藻鲜虾汤

材料

- 豆腐 1 大块
- 虾 10 只
- 海藻干适量
- 盐少许
- 食用油少许

做法

1. 豆腐洗净，切块。
2. 海藻干放入清水中泡发。
3. 鲜虾洗净，剪去须，过油锅炒至变色。
4. 汤锅中加入适量的水，煮开后，加入炒过的鲜虾。
5. 依次加入海藻、豆腐，小火煮 3 分钟，加入少许盐调味即可。

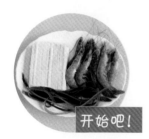

开始吧！

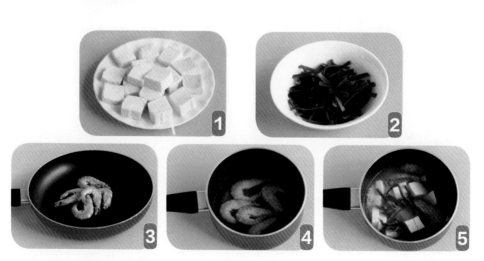

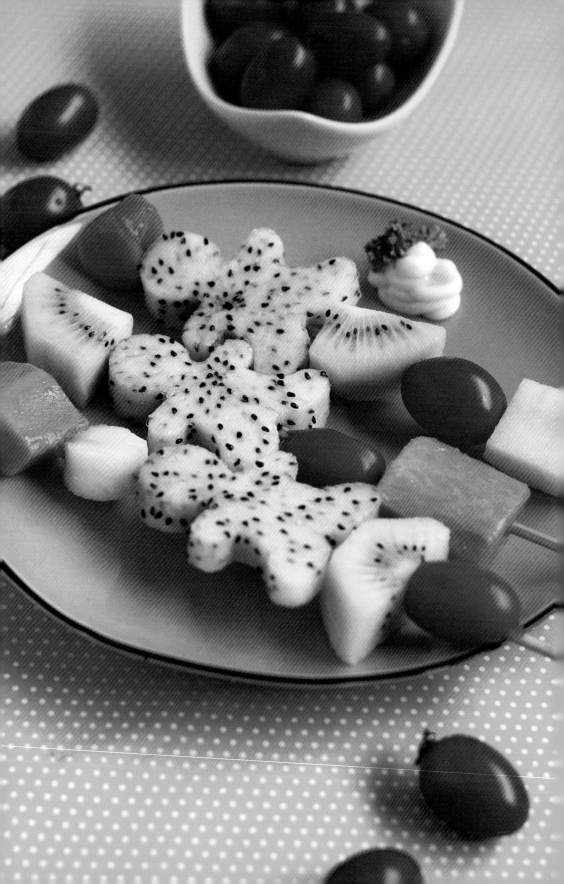

缤纷水果串

 材料

- 火龙果 1 个
- 猕猴桃 2 个
- 木瓜半个
- 圣女果 10 颗
- 竹签若干

 做法

1. 猕猴桃去皮，切小块。
2. 火龙果去皮，切厚片。
3. 用模具将火龙果压出可爱的形状。
4. 木瓜去皮、去籽，切小方块。
5. 竹签用热水消毒，将各种水果间隔穿成串即可。

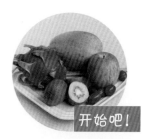

开始吧！

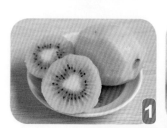

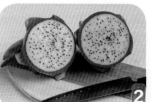

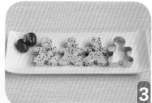

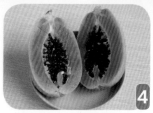

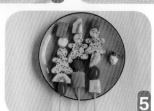

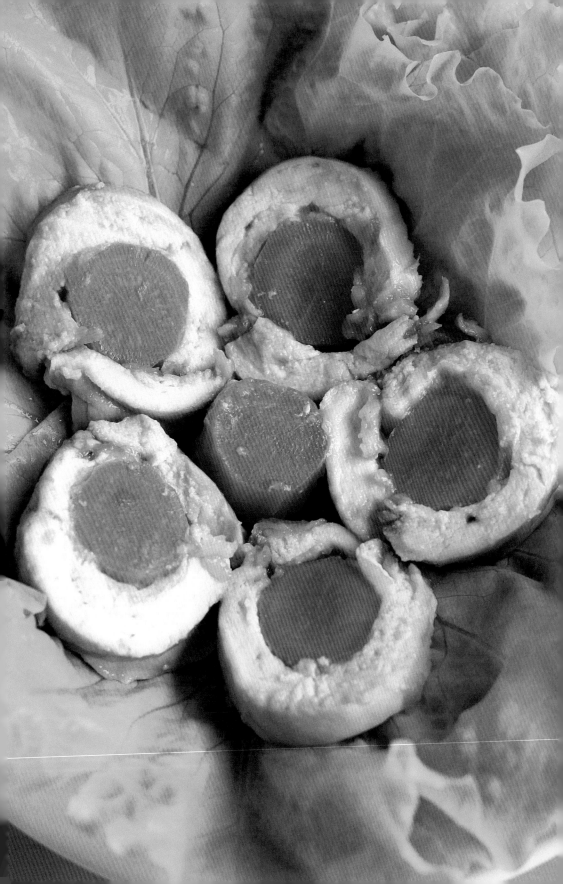

胡萝卜鸡肉卷

材料

- 胡萝卜半根
- 鸡胸肉 1 块
- 生抽少许
- 生粉适量
- 白糖适量
- 盐少许

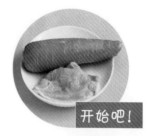

开始吧！

做法

1. 鸡胸肉洗干净，用刀背拍松。
2. 将少许盐、生粉和白糖调入鸡胸肉中，腌制 30 分钟。
3. 胡萝卜在盐水里煮 15 分钟，捞出。
4. 鸡胸肉拍一层干粉，把胡萝卜放上去卷。
5. 卷好了，用棉线扎紧，两头插上牙签，水开后大火蒸 5 分钟，关火后再焖 2 分钟。
6. 拔掉牙签，小锅里倒入少许生抽、白糖煮开，放入鸡肉卷来回滚动蘸上颜色，捞出切片即可。

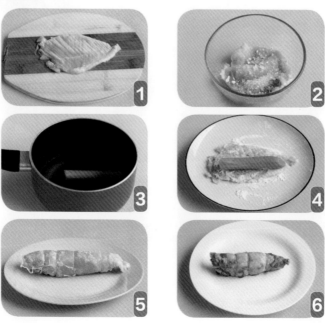

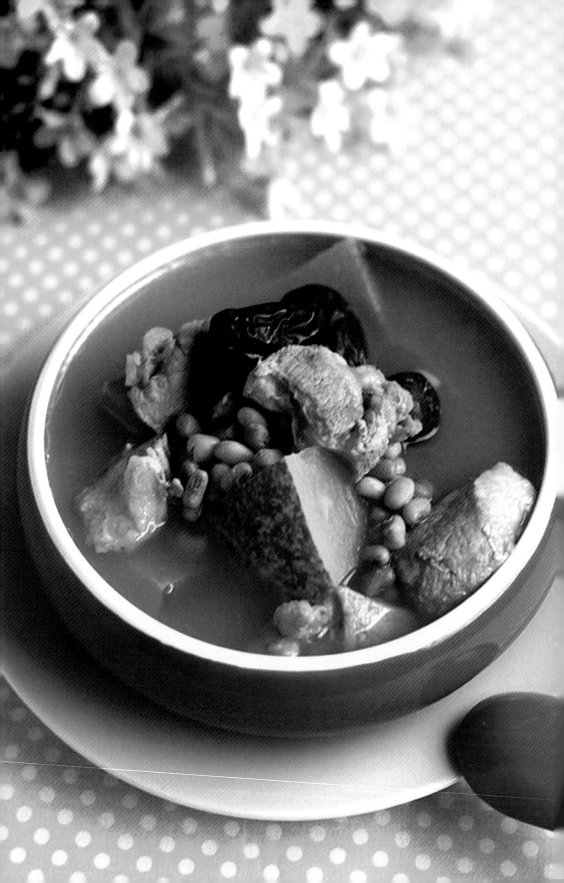

冬瓜瘦肉汤

材料

- 冬瓜 1 块
- 猪肉 450 克
- 赤豆 100 克
- 蜜枣 4 个
- 陈皮 1 小块
- 盐少许

做法

1. 赤豆、蜜枣、陈皮洗净待用。
2. 瘦肉切大块。
3. 冬瓜洗净，切边去瓜瓤，切大块。
4. 汤锅放入冬瓜、瘦肉、赤豆、蜜枣、陈皮，倒入淹没食材的清水。
5. 大火煮开后，换小火煮 1 个小时。
6. 临出锅前调入少许盐即可。

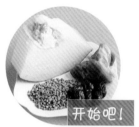

开始吧！

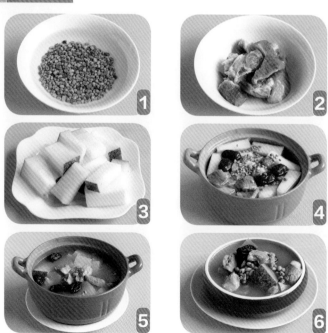

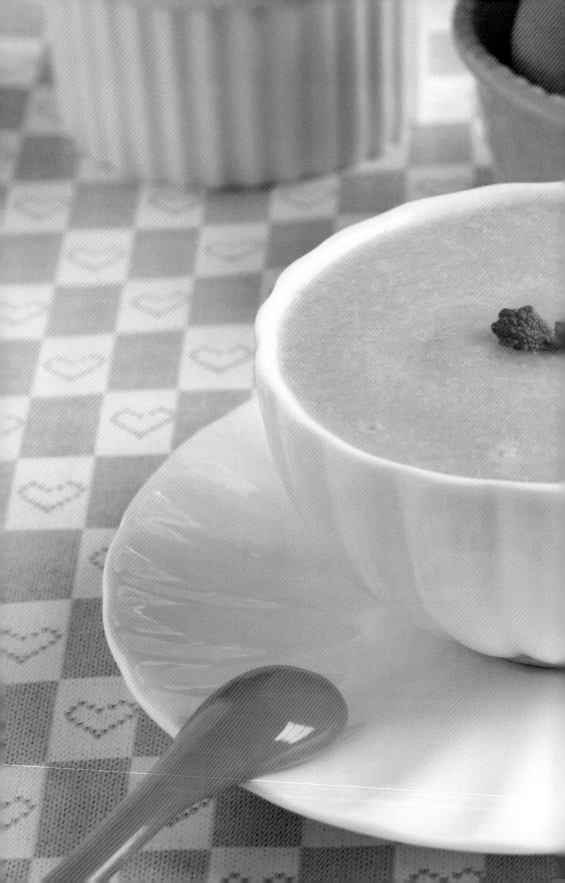

需要减重的非哺乳妈妈的食谱推荐

主食严格定量，杂粮／粗粮为主，果蔬充分摄入，限制甜食、油脂摄入，减少煎炸炒烤类烹调。

早餐	蔬菜玉米麦片粥
上午加餐	鲜橙柚子汁
午餐	紫薯卷（无糖）
	金针菇拌杂蔬
	冬瓜瘦肉汤
下午加餐	橄榄油蔬菜沙拉
晚餐	蘑菇菜丝燕麦粥
	木耳虾皮蛋
	上汤杂锦娃娃菜
晚上加餐	无糖酸奶

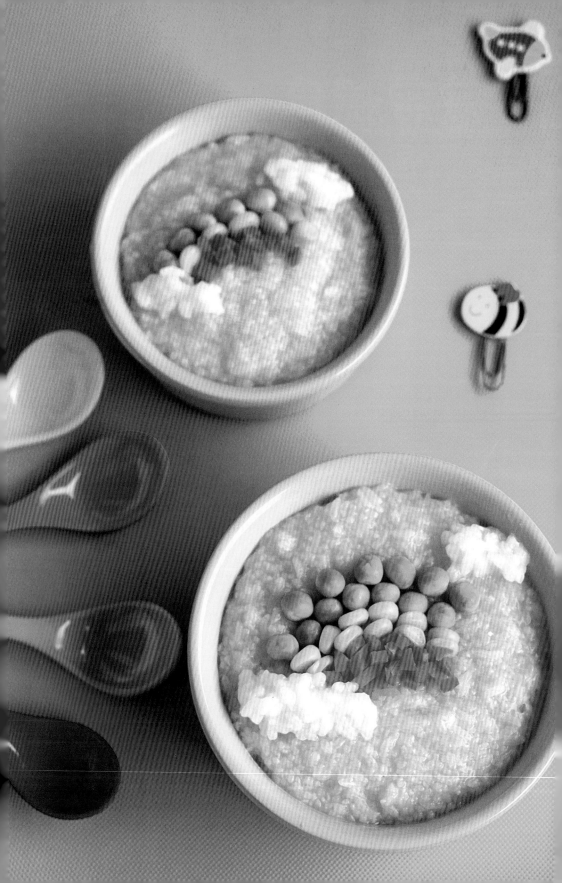

蔬菜玉米麦片粥

材料

- 小玉米渣 50 克
- 大米 30 克
- 糯米 30 克
- 玉米面 20 克
- 即食燕麦片 20 克
- 玉米粒 20 克
- 豌豆 20 克
- 胡萝卜粒 20 克
- 西蓝花 20 克

做法

1. 小玉米渣洗净，浸泡一晚。
2. 将小玉米渣、大米、糯米倒入锅中，加入清水，煮成米粥。
3. 玉米面用开水调成糊，倒入米粥中一起煮。
4. 米粥再煮开后，倒入即食燕麦片。
5. 往米粥中放入蔬菜，煮熟即可。

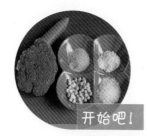

开始吧！

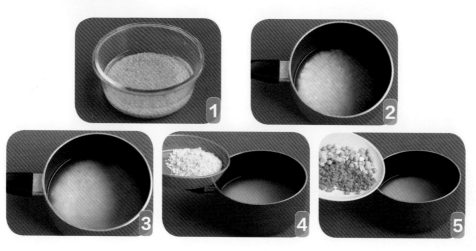

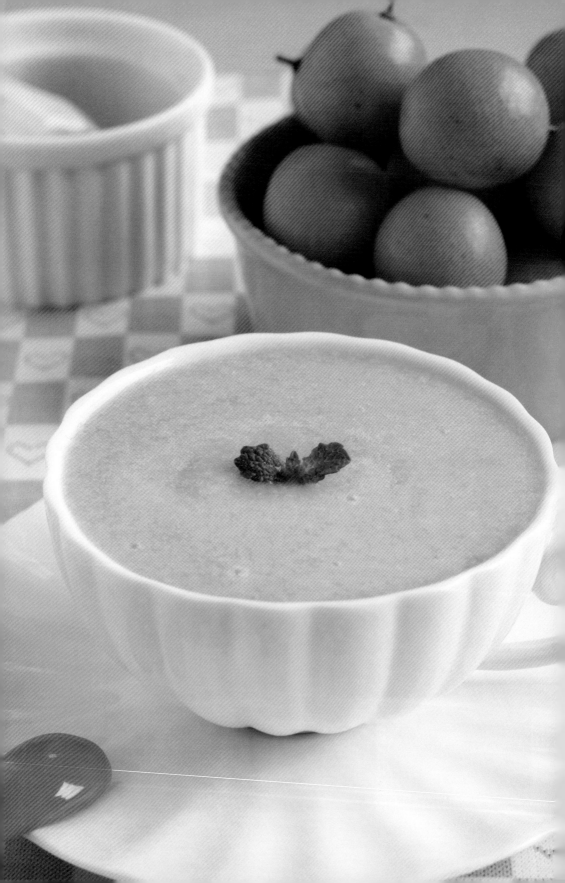

鲜橙柚子汁

材料

- 橙 1/4 个
- 柚子 1 瓣
- 柠檬 1 片
- 凉开水适量

做法

1. 柚子洗净，去皮，将果肉掰小块。
2. 橙子洗净，剥出果肉。
3. 将橙子和柚子放入搅拌机，挤入几滴柠檬汁。
4. 倒入适量凉开水，搅打成果汁。
5. 将榨好的鲜橙柚子汁盛入杯中即可。

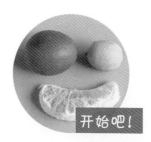

开始吧!

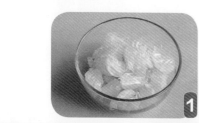

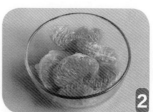

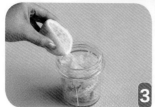

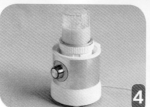

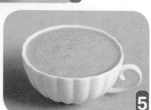

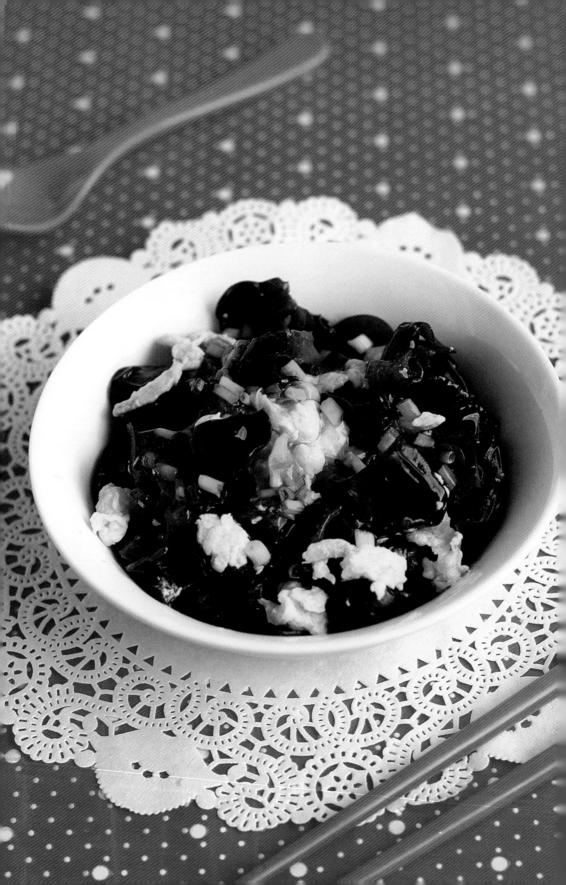

木耳虾皮蛋

 材料

- 木耳（水发）30克
- 鸡蛋2个
- 虾皮1小把
- 蒜蓉1茶匙
- 盐少许
- 食用油少许

 做法

1. 木耳去掉蒂头，洗干净。
2. 鸡蛋磕入碗中，加入虾皮，搅打均匀。
3. 锅热油，将木耳炒断生，盛出。
4. 将虾皮蛋液炒熟，盛出。
5. 热油锅，爆香蒜蓉，倒入木耳和虾皮蛋，调入少许盐，拌炒均匀后即可出锅。

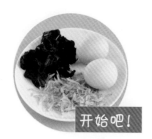

开始吧！

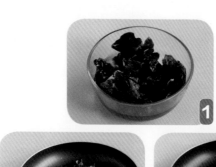

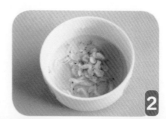

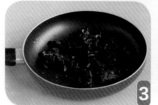

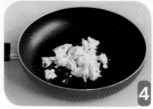

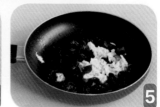

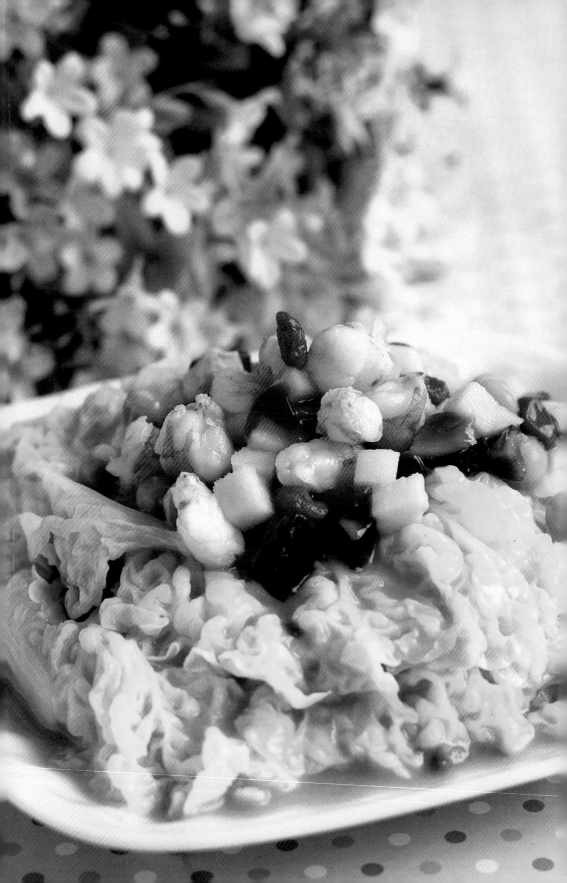

上汤杂锦娃娃菜

材料

- 娃娃菜 1 颗
- 虾 30 克
- 豌豆（煮）30 克
- 皮蛋 1 个
- 笋 1/3 颗
- 枸杞子 10 克
- 盐少许
- 水淀粉 30 毫升
- 高汤 500 毫升

做法

1. 娃娃菜掰开叶子，冲洗干净。
2. 虾去壳取虾仁
3. 笋去皮切丁，皮蛋去壳切丁。
4. 高汤倒入锅中，加入豌豆、笋丁、皮蛋煮 3 分钟，再加虾仁以及枸杞煮 1 分钟，加入水淀粉勾芡，调入少许盐。
5. 热油锅，将娃娃菜炒软，铺在盘上。
6. 将步骤 4 煮好的食材淋在娃娃菜上面即可。

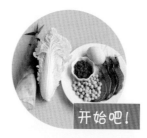

开始吧！

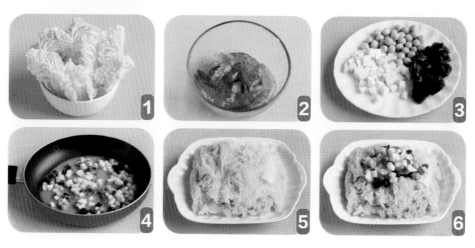

58检